＼ 全圖解 ○ 熱身訓練 ○ 伸展按摩 ／

給運動族的
身體保健指南

〔中西醫雙修復健專科醫師〕 涂俐雯／著

錯誤觀念，
讓你疼痛、受傷好不了！

超越復健科副院長 涂俐雯

在臨床門診工作中，遭遇到越來越多運動的亂象，有些把勞動當運動的，有些把活動當運動的，也有些把運動當訓練的。

其實，勞動、活動、運動和訓練是完全不同的，如果混淆了，就會覺得怎麼一直運動也沒有用，或者怎麼一直在練都沒進步？因此，書中會提到如何區分以上這幾種「動」的不同，運動和訓練必須要具備哪些條件，才能產生效果。此外，也讓大家了解如何簡單地監測自己運動的強度，避免運動「白做工」，做了自以為有效、但根本對自己來說是低強度的運動，走了一堆冤枉路之後，反過來錯怪運動根本沒有用。

此外，還有一些錯誤的觀念，也常常讓運動的人吃足了苦頭。例如覺得筋要拉得越長越好，導致很多人拉到過頭了，拉到筋太鬆、關節都不穩定了；也有些人覺得，怎麼可以把肌肉放鬆呢？好不容易辛苦舉重、練出來緊實大塊的肌肉，一旦按鬆不就沒了？或者覺得訓練的時候，出現各種緊、卡、痛，都是正常的，只要可以忍耐都沒關係。當然，除了訓練不足會有問題，還有一些原本開始運動是要練健康的，結

果最後變成是在拼成績的，燃燒身體、用受傷作為代價，後果可能比沒運動還糟糕。這些錯誤的運動概念，也會讓運動的效果大打折扣，甚至有反效果。

還有一些人，看到電視上醫師說只要抬抬腳，就可以訓練到大腿肌肉、就可以保護關節，其實真的沒有那麼簡單，肌力訓練不是踢一踢腳、抬一抬腿就算數的。除了運動的人，平常沒有在運動的人也常有一些錯誤的觀念，例如，覺得平常做同樣的動作都沒事，怎麼某天開始突然感覺某個部位開始異常地緊繃、疼痛，這時候大部分人的處理方式，是貼上痠痛貼布，或是吃顆止痛藥，又或是自己揉捏、靜態伸展一下疼痛的部位。

關於疼痛，希望大家要有更全面的認知，無論你是一般的上班族、有運動習慣的人、熱衷賽事的市民運動員或是健身愛好者，不管是單純想要解除緊繃痠痛、還是為了健康、為了提升體能而運動、訓練，絕對不要忽略暖身、伸展、按摩、訓練這四個部分的任何一個環節。

這四個部分互相配合，加起來才是一整套完整的動作：在以暖身喚醒肌肉之後，做肌力收縮力的減速訓練、提高關節保護力，然後做確實鬆開緊繃部位的「收縮-放鬆」（PNF）伸展，最後再針對特別疼痛的部位，以按壓痛點加上自主收縮肌肉，更有效地解決筋膜線沾黏問題。

希望書中關於疼痛、運動和訓練的觀念，以及預防傷害、保養身體的方法，能夠讓更多人遠離疼痛和受傷，讓辦公族、勞動族、市民運動員、健身愛好者，只要有在「動」，都能放心地活動和運動。

目錄

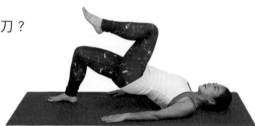

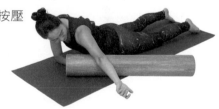

CH ⑫ | 訓練動作

Chapter ①

運動，
是最好的解痛法

鍛鍊基本運動功能，
七、八十歲還能又跑又跳

　　有一位英國的跑者艾德‧惠特洛克，他在74歲的時候，跑出全程馬拉松2小時54分49秒的成績。相信有接觸長跑運動的人都知道，在3小時之內完成全馬，並不是件容易的事情，對很多人來說甚至是一個目標和里程碑。

　　但是，艾德‧惠特洛克卻能以74歲之齡，跑出這麼好的成績，更可怕的是，他在86歲的時候，還能在4小時之內完成全馬，並創下世界紀錄。除了艾德之外，還有很多90歲以上的高齡跑者，仍然能夠完成全程的馬拉松。

　　在驚訝並羨慕這些高齡跑者擁有絕佳體能狀態的同時，我們是不是應該反思，為什麼每個人擁有一樣的身體構造、一樣的肌肉數量，但是運動的能力卻天差地遠呢？

　　這就像是發給每個人一台硬體設備相同的電腦，但是卻未必人人都能讓這台電腦的功能發揮得淋漓盡致，有的人只會使用簡單基礎的功能，有的人卻能將之發揮到極致，這其中的差別就取決於「使用方

式」，如果使用得宜，靠著好用的軟體，硬體設備也能用得很久。

　　人體也是這樣，如果我們可以好好鍛鍊身體，就像是一步一步地提升軟體，即使在不更換硬體的情況之下，一樣可以（讓身體）正常運作；反之，如果沒有好好鍛鍊，那麼就像永遠不更新軟體一樣，電腦（身體）速度就會越來越慢，也越來越容易當機故障。

　　所以，如果想要活到老、動到老、健康到老，我的建議就是要持續不斷地堅持鍛鍊下去！

是生病？還是缺少運動？

　　在工業化之後，人類的分工越來越細，大多數人的工作都是非常單純且重複的作業形態。例如銀行櫃檯、生產線上的作業員、電腦工程師、卡車司機等等，日常生活中的肢體動作都很小，大動作比較少，並且大部份的動作都不斷重複。

　　但人體的原始設計不應該是這樣的，人類還沒有退化到像外星人ET一樣，只剩下大大的腦袋跟細小的四肢，肌肉、骨骼和關節還是占人體很大的一部份。因此，就算是科技和人工智慧如此發達的現今，**人類還是必須要有足夠的活動量，才能夠保持身體各個系統正常運作**，例如心臟血管系統、消化代謝系統、神經系統、內分泌系統以及肌筋膜系統等等；一旦活動量不足，身體機能也會慢慢退化，而且活動量嚴重不足的話，也容易導致健康狀態快速的崩壞，例如：血壓不穩定、血糖上升導致脂肪堆積在血管、關節開始莫名其妙的發炎、腦神經活力降低、動作

變慢、變鈍，以及肥胖等等。

吃藥的效果快，但也有許多後遺症

然而，當出現這些問題的時候，聰明的人類當然有辦法應付，最簡單的方式就是開發新藥，不管什麼問題都嘗試先用藥物來對抗。因此，不斷有新的藥物出現，除了最簡單的抗發炎，降血壓、降血糖和降血脂都不成問題；藥物也可以壓制免疫反應、減肥，或增加腦部循環等等，人體產生的許多問題，幾乎都可以用藥物來控制。

也因此，我們已經習慣吃藥來解決身體的各種病症，而不是強迫自己改變生活形態。不過，藥物可以解決問題，也會製造新的問題，那就是藥物的副作用，例如某些降血脂的藥物會導致血糖不穩或者智力退化，某些廠牌的降血壓藥物被查出有致癌成分，吃消炎藥吃到胃潰瘍，某些消炎止痛藥有對心血管的不良副作用……等。大家漸漸開始正視這些問題，並尋求除了藥物之外的治療方式，而回過頭來檢視導致疾病發生的根本原因時，**才發現很多疾病，其實都與「缺乏運動」有關係。**

如果可以增加運動量的話，許多慢性疾病都會改善，於是近來開始倡導「運動是良藥」（Exercise is medicine），希望給社會大眾一個新觀念，用「運動」來取代藥物。運動不僅便宜、沒有副作用，還可以提升身體機能，一次對抗多種慢性疾病。

現在就開始找個喜歡的運動吧！即使再怎麼忙碌、即使每週能動的時間不多、即使要花點錢在運動的場地與設備上，運動的好處都遠遠比

你生病了還要花錢去治療，來得划算很多很多。

你缺乏的不是營養品，是運動

　　運動是良藥，可以治療許多慢性疾病，改善免疫、心血管和新陳代謝功能，甚至對心智狀態都會有幫助。除此之外，**運動還有一個很棒的好處，但卻一直被大家忽略，那就是保護肌肉、骨骼和關節。**

　　很多人都有一個執念，以為運動會導致關節磨損，磨損之後就要吃關節的營養品。其實，適量的運動根本不會導致關節磨損，反而可以促進關節液的循環，讓關節軟骨獲得營養，關節反而會因為運動而變得健康。不過也要注意，如果運動太過激烈或者過量，超過了本身肌肉可以承受的範圍，那就會增加關節的負擔，持續這樣下去，關節就會慢慢磨損，所以過與不及都不好。

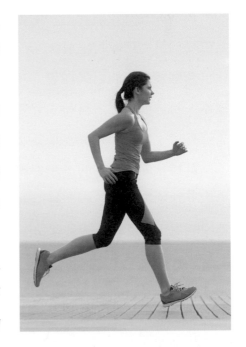

　　肌力原本就是用進廢退，不鍛鍊的話就會一直退化，再加上年紀越大、肌肉流失的速度越快，而關節磨損和肌力的好壞有直接的關係：肌力越差，就越難維持關節的正確排列，也就越容易導致磨損。現在一般人越來越重視的肌筋膜運動，其實不只是讓筋膜恢復彈性、解除痠緊痛的

根源，最重要的效用還是維持並提升肌筋膜力量，進一步保護骨骼和關節。

人們常以為吃了關節營養品、保健品，就可以讓關節磨損情況改善，但是以營養過剩的現代來說，真的因為缺乏營養而導致關節退化的情形非常少見，很多關節磨損退化的原因，其實是前面所說的肌肉流失和肌力退化所導致。

如果能夠堅持練肌力，就可以長久維持骨骼和關節的健康，聽起來好像很簡單，不過，問題就在於鍛鍊肌力需要時間。的確，按摩伸展整條筋膜線，可以比較快速地改善沿線身體部位因僵硬緊繃所造成的疼痛，**但是要明顯感受到肌力訓練後帶來的疼痛改善，是需要耐心等待的**。很多人往往在鍛鍊的初期，只感受到肌力訓練的痠痛，都還沒來得及感受到肌力訓練的好處就放棄，這是最可惜的事情。

有些讀者可能已經在想：我只是想要讓身體健康一點，不要常常這裡痠、那裡痛的，沒有特別想要練出肌肉線條，訓練肌力感覺很像是要去健身房才能做到的事情耶？

其實我剛剛提到的「肌力訓練」，並不是要大家都像運動選手一樣練出一塊塊明顯的肌肉；**練肌力最主要的目的，就是避免隨著年齡增長造成的退化，影響身體各種動作的運動功能**。

運動要看「心跳」，
鍛鍊要看「目標肌群」

〔誤解 1〕
勞動並不是運動 ///

> 醫生：阿姨，要多運動喔！
> 阿姨：醫生啊，我都有在運動內，洗衣服、曬衣服、折衣服，還要煮飯洗碗
> 啊，這樣就粉累內！

　　這肯定是台灣許許多多婆婆媽媽們的心聲，覺得自己每天至少都有做家事這項「運動」，跟眼前這個坐在椅子上、只會出一張嘴的醫生比起來，自己的運動量肯定超過醫生啊！光是做家事，每天就累得半死了，怎麼有力氣再去多做運動？

　　其實，這種想法有一部分是對的，另一部份是錯的。的確，比起坐姿生活形態的人來說，家事的勞動的確是一種體能活動，提高了些許的新陳代謝。不過，這樣的勞動方式對身體的幫助，僅僅只有增加些許熱量的消耗，但是對於身體健康的益處來說並不大，為什麼呢？

心跳有加速、呼吸感覺喘，才是運動

　　有助於身體健康的運動，主要是中高強度的運動，因為在進行中高強度的運動時，心跳才會加速，血液循環也會變快，身體內分泌也會因應產生變化。

　　一般來說，**從事高強度運動時，會感覺非常費力，心跳劇烈加速並且呼吸急促；中強度運動時，會覺得有些費力，心跳加速並且會喘**；至於低強度運動，做起來感覺輕鬆，呼吸與心跳都沒有明顯的加速。

　　由此可知，輕鬆做家事這種程度的體能活動，勉強只能算是一種低強度的運動，不具有像是中高強度運動有益健康的要件，所以「勞動」並不等於「運動」喔！

〔誤解 2〕
運動不等於訓練 ///

> 醫生：要多多訓練肌力喔，不然關節還是會發炎。
> 伯伯：有啊，我每天都有在公園走半個小時，這樣應該有練到腿力了吧！

　　這也是一個很常見的誤會，很多人都覺得走路是一種運動，那就等於是一種肌力訓練，但並非如此，因為肌力訓練是有目標的，所以必須要符合一些原則才能算是訓練。

確定訓練目標和標準動作，才是「練肌力」

首先要有「目標肌群」，也就是要有訓練的對象。訓練前就要明確知道鍛鍊哪些肌肉，才能針對這些肌肉去設計動作。例如要訓練大腿前側的股四頭肌時，伸直膝關節、或是從蹲到站，就是股四頭肌的向心收縮動作，慢慢蹲下來就是股四頭肌的離心收縮動作。

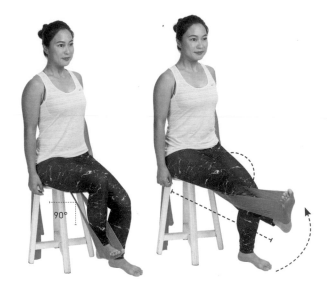

▲ 伸直膝關節，是股四頭肌的向心收縮動作。

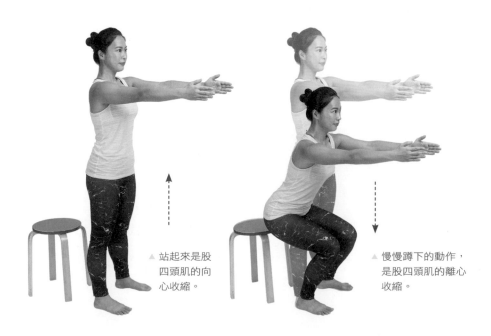

▲ 站起來是股四頭肌的向心收縮。

▲ 慢慢蹲下的動作，是股四頭肌的離心收縮。

其次，肌力訓練的動作方式有一定的標準，如果動作不標準，訓練的效果會變差，也很容易受傷。最後一點是肌力訓練通常會要求要儘量做到「最大關節活動角度」，也就是說如果要訓練股四頭肌，那麼動作設計儘量要讓膝關節從「最彎曲」到「最伸直」，這樣對股四頭肌的刺激才是最全面的。

以上這三點是肌力訓練最簡單的原則，根據這些原則，大家就可以了解為什麼走路不算是肌力訓練，一直走路也無法把大腿練得強壯有力。「走路」沒有目標肌群，從軀幹、核心到雙腿，都需要用力；其次就是走路沒有強調標準動作，可以走快、也可以走慢，可以大步走也可以小步伐。最後，走路的時候不管速度如何，下肢關節都只有活動部份的角度，髖、膝和踝這三個關節都沒有達到「最大活動角度」。這樣分析起來就非常清楚，為什麼走路不能算是一種肌力訓練喔！

維持肌力和運動習慣，是保持健康的基本功

那麼，「爬山」算不算肌力訓練呢？如果跟走路比起來，爬山雖然沒有明確的目標肌群，不過會大量的用到臀部、大腿和小腿的力量。在爬山時，髖、膝、踝三個關節的活動角度，比走路時更大，其實比走路更有肌力訓練的效果。

不過，爬山無法顧及正確姿勢和動作速度，尤其是下坡的時候，當大腿已經很痠、沒力氣，此時根本就無法顧及動作的正確度，只要能走下山就好；你會覺得每踩一步往下，整條腿都很沈重緊繃，膝關節已經

無法正常彎曲，大腿肌肉無法幫忙分擔吸收下坡的衝擊力，大腿與小腿之間的角度幾乎是一直線，身體的重量大部分都是膝關節軟骨來承擔，此時每踩一步往下，對膝關節的磨損，都大於增加肌力的效益。因此，雖然爬山的人腿力通常都不錯，但是嚴格來說，爬山並不能算是一種肌力訓練。

看到這裡，相信很多熱愛爬山、打球，甚至跑步的人，是不是會自覺體能明明不錯，怎麼會說自己熱愛並從事了這麼久的運動、都不能算是肌力訓練呢？先別急著大失所望，因為運動跟肌力訓練本來就是不一樣的。

如果你有固定在從事打球、游泳或跑步等運動，你的肌力與肌耐力一定會比沒在運動的人好很多，還是會有讓肌力成長的效益，只是運動時無法掌控動作的速度，也無法顧及標準動作和達到全活動角度。從事這些運動的時候，心肺功能也會提升很多，因此運動對整體健康而言還是好處多多。然而大家必須要有一個很重要的觀念：**肌力訓練和運動不同，無法以任何一種運動型態來取代肌力訓練。**

預防傷害、修復功能的
完整訓練動作

　　現代社會中的大多數人，仍然沒有「運動才是良藥」的概念；我在書中所提出的四大類運動方式：熱身、訓練、按摩、伸展，一方面想讓一般民眾，利用簡單的道具（掃帚、小啞鈴、彈力帶……等），輕鬆地開始居家運動，並且藉由這些居家運動，來提高肌肉與骨骼的質量，減少關節的磨損，延長關節使用壽命，讓身體的基本運動功能順暢進行，從根本開始修復並改善現代人因缺乏運動、整天坐而導致的肌肉痠痛、筋膜緊繃、關節發炎等文明病。

　　另一方面，對於本來就有運動習慣的人，書中的動作相當於一份完整的訓練菜單，包括運動前預防傷害的暖身和肌力訓練，以及運動後消除痠痛疲勞的伸展和按摩：

【暖身動作】

包含了通用性的「全身暖身」，以及依據運動特性需求的「局部暖身」。

【訓練動作】

本書訓練動作設計的目標,是以維持肌肉肌腱健康和保護關節為重點,
也就是離心收縮肌力訓練,簡稱為減速訓練。

【按摩動作】

以找出各部位主要激痛點為重點,分別以徒手、滾筒、按摩球等方式,
立即有效的緩解疼痛。

【伸展動作】

除了原本大家熟悉的靜態伸展之外,特別加入了可以讓肌肉全面放鬆的
「PNF伸展法」,是很多專業運動員和防護員都在做的放鬆伸展法。

　　無論你是剛開始要運動的人、想要改善身體的痠緊痛好讓自己更健
康,又或者是已經有規律運動的人,從這本書開始,或把這本書的概念
動作加入原本的課表當中,都是非常有幫助的。希望大家不僅能從運動
中獲得健康,更希望在運動中能夠免於傷害;沒有運動傷害的運動模
式,才能夠讓你持之以恆地鍛鍊下去!

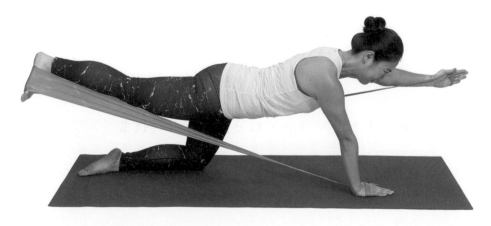

耐力型運動，
更需要練肌力

　　跑步是一種非常好的全身運動，也是一種目前最熱門、門檻最低的全民運動。我觀察到一個很有趣的現象，就是即使是肌力很差的人，仍然可以跑完半馬甚至全馬。在門診時，常常可以發現這樣的跑者，有些人可能連標準的弓箭步或者深蹲都做不好，或者做不了幾個就覺得腳很酸，也常常有人連標準的棒式支撐做不了20秒鐘，但是卻能夠硬生生跑完全馬。人體真的是很奇妙，就算核心和大腿的力量這麼差，也可以跑完42公里，很神奇吧！

不練肌力的長跑者，關節和肌腱會加速耗損

　　問題來了，所以「肌力」到底在跑步運動中扮演什麼角色呢？難道馬拉松真的靠意志力就可以了嗎？

　　其實肌力訓練對於耐力型運動來說是非常重要的，就像我們上一段提到的例子，這些忽略了肌力訓練、又很積極挑戰自我極限的跑者，通常在跑完幾場馬拉松賽事之後，就會受傷。

　　這類跑者是用一種耗損身體的方式在跑步，跑步時邁出的每一步，踏到地面後都會產生地面反作用力，而地面反作用力原本應當由肌肉肌腱和關節一起吸收分散掉，但是當肌力不夠好的時候，這些衝擊力量大部分就變成由關節、韌帶或者肌腱來吸收，長期累積下來就會造成運動傷害。

這樣的傷害大多是慢慢發生的長期累積傷害，重點是，跑者往往不會第一時間就警覺到，常常覺得只是些微的緊繃、不舒服，只要還能跑就會忍著繼續跑，通常都是要等到馬拉松的季節（每週都有馬拉松的賽事），或者是跑了幾場馬拉松之後，就急著要挑戰超級馬拉松，在一次過量的跑步（例如100公里）之後，先前所忽略的運動傷害的問題就整個爆發出來，非得要痛到不行了，跑者才會放棄。

有練肌力，讓你跑得更快、更輕鬆

　　我們先來看這篇研究「Strength Training in Female Distance Runners: Impact on Running Economy」，研究中將女性長距離跑者分成兩組，一組是「肌力＋耐力訓練組」，另一組是「單純的耐力訓練組」。

　　經過10週的訓練之後，「肌力＋耐力訓練組」的跑步效能（running economy）有顯著的提高，但是兩組的最大攝氧量和身體組成沒有差異。由此可見，耐力型運動如果加上肌力訓練，的確可以改善跑步的效能。

　　接下來這篇研究「Explosive-strength training improves 5-km running time by improving running economy and muscle power」的設計又更仔細了，研究者控制兩組的總運動強度相等，只是「肌力訓練組」接受的肌力訓練，占總訓練量的32%，「耐力訓練組」只接受占總訓練量3%的肌力訓練。

　　經過9週的訓練後，結果顯示肌力訓練組在「5千公尺測驗」、「跑步速度（V20m）」、「肌肉力量」以及「跑步效能（running economy）」都有顯著的進步，而「耐力訓練組」則沒有差異；另外，

跳躍測試（5 jump test）在「肌力訓練組」有進步，但在「耐力訓練組」則退步；最大攝氧量則兩組無差異。作者推論，肌力訓練的效果是經由改善神經肌肉因素（neuromuscular factor），而增加跑步效能和肌力。

練核心不僅增加跑速，更能預防下肢運動傷害

　　另外一個問題是，訓練核心肌群可以跑得更快嗎？答案是可以的。一般相信核心肌群的訓練可以增進運動表現，但是到底是怎麼變強的，其實目前的研究還沒有結論。 這篇研究「Does Core Strength Training Influence Running Kinetics, Lower-Extremity Stability, and 5000-m Performance in Runners？」中，分析核心肌群與跑步的關係。受試跑者一組接受六週的核心肌群訓練，另一組則沒有接受核心肌群訓練，六週之後，測驗5千公尺跑步，發現「有接受核心訓練組」的跑步速度有顯著變快，但是「地面反作用力」和「下肢穩定度」則沒有差異。

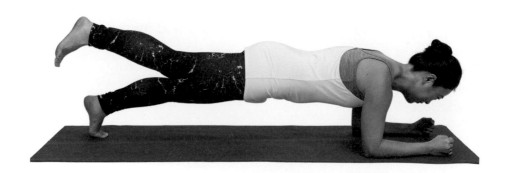

可見得六週的核心強化訓練，已經能使跑步速度顯著加快。此外，核心肌群的重要性在於穩定軀幹，跑步的時候如果軀幹不穩定，身體就會左右晃動，除了會耗損能量之外，也會減慢速度，更會容易導致下肢關節的負荷增加，造成許多下肢的運動傷害。

由以上幾篇研究看來，擁有好的肌力確實可以提高跑步速度與跑步效能，簡單來說就是能夠跑得更快、更輕鬆。但是，即使沒有好的肌力，很多跑者還是能跑完馬拉松，也一樣能跑很多場馬拉松。重點就在於，「能跑完」跟「輕鬆跑完」是不一樣的，跑得完賽事，不代表肌力很好，而跑步也不等於練肌力。如同這一章中的〈誤解2　運動不等於訓練〉中所說，肌力是需要特別訓練的。

此外，肌力訓練需要被重視的最重要原因，是因為肌力不足也很容易產生運動傷害，很多跑者就這樣跑著、忍著，累積了很久，才爆發出關節韌帶或者肌腱發炎的問題，這些問題一但爆發，往往都要花費很久的時間治療、復健，這才是跑者忽略肌力訓練最恐怖的後果。

....

參考資料：
1. "Strength Training in Female Distance Runners: Impact on Running Economy" http://www.jappl.org/content/86/5/1527.short
2. "Explosive-strength training improves 5-km running time by improving running economy and muscle power" http://journals.lww.com/nsca-jscr/Abstract/1997/11000/Strength_Training_in_Female_Distance_Runners_.4.aspx
3. "Does Core Strength Training Influence Running Kinetics, Lower-Extremity Stability, and 5000-m Performance in Runners? "

   http://journals.lww.com/nsca-jscr/Abstract/2009/01000/Does_Core_Strength_Training_Influence_Running.22.aspx

足跟痛寸步難行？
挑雙對的襪子吧！

　　大家可能沒有想像過足跟疼痛可以到多嚴重的程度，最嚴重的個案真的是舉步維艱，即使是一個簡單的踩地的動作，對嚴重足跟痛的人來說，都是心理上很大的障礙。

　　早期的足跟痛通常只需要幾天內少走一點路、休息一下下就會好了。然而，如果足跟痛時常反覆發作，疼痛的時間越來越久、發生的頻率越來越高，那麼就會演變成為慢性的足跟痛，治療起來難度非常高。

　　以往，我們總是將治療的重點放在「分散壓力」跟「避震緩衝」，例如：建議病人穿鞋底具有避震效果的鞋子，或利用鞋墊的足弓支撐來分散足底壓力等等。而針對足底筋膜本身的治療，包括超音波、震波，或者英特波，增生注射也是方法之一。即使如此，卻仍然有一小部分的人無法痊癒。

足底筋膜的特殊止滑構造

　　因此，是否有其他導致足跟痛的因素，沒有被考慮進來呢？沒錯，**那個沒有被考慮進來的因素，就是足底筋膜與鞋子之間的「滑動」。**

　　足底的皮膚與足底筋膜之間有三個特殊的構造，可以讓足底筋膜與皮膚之間的滑動降到最低，包括：

　　（1）足底不存在允許滑動的深層疏鬆結締組織，足底的「淺層」
　　　　　與「深層」筋膜黏在一起，所以，「淺層」與「深層」筋膜

之間不會產生滑動。

（2）更多且更堅韌的淺層支持帶牢牢的地抓住皮膚，確保皮膚與
筋膜之間不會有過度的滑動。

（3）皮膚與淺層筋膜之間充滿了緊密堆積的脂肪組織，更強化了
這兩層之間的穩定度。

人體的足底筋膜系統內建了這種優秀的「防滑機制」，可見足底的
滑動是越低越好的。**但是，如果我們卻經常穿很滑的襪子，導致足跟與
襪子，或者襪子與鞋子之間產生過多的滑動跟摩擦，這樣一來就會對足
底產生傷害。**

不管是不是有足跟疼痛，或者只是單純要挑選運動機能襪，到底什
麼樣的襪子的設計，能夠提供足部比較好的保護力呢？

襪底必須要有止滑設計，包括使用止滑布料或者附加止滑顆粒；襪
筒需要能夠包覆整個跟骨，幫助穩定跟骨；根據不同的運動型態或者疼
痛位置，有不同的加壓支撐的設計，例如，球類運動者就會有更多的腳
踝加壓保護，扁平足跑者可能會著重多一點足弓的支撐；襪子本身有一
些局部加厚的設計，去緩衝比較容易受傷的足部結構，例如足跟或者前
足的關節。

最後，襪子的形狀與尺寸要能夠越合腳越好，越合腳的襪子本身就
具有減少滑動的特質，並且才能夠有效增加足底與鞋子的接觸面積，畢
竟胖短腳與瘦長腳需要的襪子大小與形狀，差異就蠻大的了。

立刻檢查！改善足跟痛的襪子選購重點

那麼，有足跟疼痛的人該如何挑選襪子？要注意以下五點：

（1）**足跟的底層加厚：**加厚的位置是否能夠涵蓋到足底的痛點。

（2）**足跟的側向保護**：跟骨周圍的襪子厚度是否能夠填滿足跟與鞋跟杯之間的空隙，空隙越小，跟骨越穩定。

（3）**足弓支撐**：對於低足弓者或者從事高衝擊性運動的人來說，具有足弓支撐的襪子能夠減輕足底筋膜的負擔。

（4）**止滑設計**：若只是在襪子底部加上止滑顆粒，雖然可以減少襪子與鞋子之間的滑動，但不一定能減少腳底與襪子之間的滑動。

此外，止滑顆粒踩在腳底容易有異物感，不適合比較敏感的族群，因此最好是利用襪子的特殊材質來止滑。

（5）**大小要合適**：襪子內建的功能越多，合不合腳就變得非常重要；好的襪子尺寸就要分的越細越好，這樣才能夠找到最合腳的襪子！

不同的運動，要穿不同的襪款

最後，再跟大家分享當從事不同運動項目時，如何挑選襪子的重點：

（1）**球類運動**：例如，網球或羽球，關鍵在於維持腳踝的穩定性，因此，可以選擇在腳踝部分有「加壓設計」的襪子，如果需要極度敏捷快速運動的項目，建議可以選擇壓力較高的襪子，腳踝的穩定性會更佳。

（2）**長時間跑動**：例如長跑馬拉松，關鍵在於支撐足弓，因為長時間的運動會使得足弓疲勞，容易出現足弓塌陷等問題，進而導致足底筋膜或者脛後肌肌腱拉傷發炎，因此，良好的縱

向與橫向足弓的支撐就非常重要。

（3）**高頻率高強度的跳躍運動**：例如籃球或者排球，除了要有高度的腳踝穩定之外，還需要高強度的足弓支撐，再加上前足關節與足跟底的加厚緩衝與防滑，可見越激烈的運動需要越高機能的襪子。

（4）**健行走路或輕鬆的運動**：有適度的足弓支撐，並且在前足關節和足跟加厚緩衝，為了長時間行走的舒適性，並考慮到對皮膚的壓力或者良好的血液循環，因此，不適合穿著加壓強度太高的襪子。

　　以上就是如何分析一雙襪子的機能，掌握這些功能就能挑選出在不同情況之下，最適合穿著的襪子。不過說得再多，還是要穿過才知道，用自己的腳去挑選襪子，並且為了足部的健康，好的襪子是非常值得投資的！

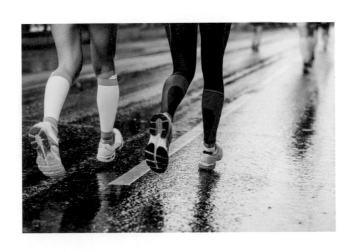

Chapter ②

痛、緊、麻，
是身體變形、僵硬的警訊

想要「超越自我」，
不必用受傷來證明！

　　近來運動的風氣越來越盛行，尤其是路跑賽，在高峰時期，全台灣一年可以辦七百多場，也帶動許多人開始為了健康而運動。不過，每個人運動的強度都不太一樣，有的人覺得走走路就算是運動，有些人喜歡打球，有人喜歡瑜伽，有人喜歡太極拳，也有些人喜歡耐力運動，例如自行車、游泳或者跑步。

　　有些人還不滿足於一般的長距離，例如馬拉松或者標準鐵人賽，相信非得把自己搞到更精疲力竭，才算是有好好的運動，因此，近來有越來越多人投入超級馬拉松或者226鐵人賽……等，這些挑戰自我極限的運動項目（註：226鐵人賽包括游泳3.8公里，跑步42.2公里，騎車180公里）。

　　從這個角度看來，大眾對於喜好的運動可說是有十萬八千里的差別，有些人對自己很仁慈，覺得能夠離開椅子起來輕鬆動一動就很足夠了；而有些人對自己十分嚴苛，訓練強度超高，不斷的要求突破個人最佳記錄，一天不操練就覺得渾身不對勁，甚至已經受傷了還是停不下來，帶著傷也硬是要訓練和比賽。

職業的競技運動員為了追求成績，必須要能快速進步，快速恢復，所以常常需要逼自己到極限，也常常有不得不帶傷參賽的苦衷。然而，休閒運動的初衷畢竟是為了健康，因此建議大家還是把「突破個人最佳紀錄」這個魔咒擺在一邊，先從健康的角度來思考：到底什麼樣的運動對身體健康有益？什麼程度或強度的運動已經在破壞身體？受傷的時候應該怎麼辦？尤其帶傷參賽是最糟糕的一種狀況，因為這已經背離健康運動的意義了。

上班族、運動員，都會累積疼痛和傷害

大叔：我右邊膝蓋痛好久了，每次打羽球之後就更痛，到底是怎麼了？

醫生：從X光跟超音波來看，你的膝關節已經出現小骨刺，軟骨看起來也有點磨損，關節滑囊也積水了，這表示你的關節已經有輕微的退化性關節炎了，這可能跟打羽球有點關係喔！

大叔：不可能啊，我打球十幾年了，從來沒有問題啊，怎麼可能跟打球有關？

為什麼同樣的動作或運動、以前做都不會痛，現在卻會痛呢？

其實，除了扭傷、撞傷這種急性的意外損傷之外，大多數的運動傷害都是累積性的，因此只要身體有一些小偏差，如果沒有修正，那麼小偏差就會累積成問題，而沒有在運動的一般人，很難察覺自己身體的偏差（姿勢不正確），一直使用錯誤的肌肉在做日常的動作，因此更容易

不知不覺累積成慢性疼痛，例如肌筋膜疼痛症候群。

打個比方來說，身體就像車子，每開一段時間就要檢修，加一些潤滑油或者校正歪斜的輪軸等等，因為車子在使用的過程中，軸承免不了會被震歪偏離，機械構造總是也免不了會碰撞摩擦而耗損，所以定期的小保養，就可以及時修正這些小問題；如果車子開的時間更久了，那麼就需要更大規模的檢修，遇到狀況太糟沒辦法修理的話，甚至需要換掉一些零件。

所以，開新車基本上大多不會有什麼問題，即使開車的技術或者習慣再差，也不容易故障，但是車子開過了十年之後，可能時不時就會發生故障。

這就像我們的身體，保固期根據每個人體質不同，可能有三、四十年，甚至五、六十年，在保固期內，使用起來幾乎不會發生什麼問題；可是一旦超過保固期，而又沒有定期檢查、正確維修保養的話，問題就會開始一個一個慢慢出現。

以前不痛，不代表以後就一定會沒問題，也就是說，現在正在做的動作就算不會立即產生疼痛，但是做了百千次之後，也有可能會累積出問題，就像網球發球一次不會痛，發幾百次之後，肌肉開始僵硬，動作開始變形，如果再繼續下去，變形的動作就會使關節偏離軸心，拉扯周圍的肌肉肌腱，肌腱就會開始發炎，讓「以前都沒問題」的肩膀開始疼痛。

希望大家不要太執著於「以前這樣做，也都好好的啊！怎麼可能是

那個動作／運動導致的問題」，只要動作開始出現一點點偏差，累積久了，就會越差越多，最後就會導致某些肌肉骨骼的損傷。

　　一般人最常見的問題，就是關節軟骨的磨損合併骨刺的生成，而以目前醫學發展的程度，軟骨磨損消失後，幾乎是不會再長回來的，**保護軟骨不被磨損，是預防傷害、修復運動功能的關鍵**。如果可以在疼痛發生之前、也就是在軟骨開始磨損之前，就進行身體運動功能的修復鍛鍊，以書中設計的四大類動作，增加肌力、消除痠痛、避免疲勞累積，那麼很多疼痛、發炎和損壞的問題就可以延後發生，甚至可以避免發生。

除了年齡，睡眠和壓力也會影響恢復速度

　　另外一個需要考量的因素，是年紀帶來的影響。隨著年齡增長，身體的肌肉量會流失，過了三十歲之後，平均每十年會減少大約4%的肌肉量；除此之外，身體機能與修復的速度也會下降，相同的運動量，年紀越大的話，就需要越長的時間來恢復。

　　舉例來說，一樣激烈的三場羽球打下來，如果是三十歲以前，隔天就能生龍活虎，但如果是四十幾歲的年紀，可能需要休息一至兩天，才能夠完全恢復體力；如果是五十幾歲以上，可能需要休息兩天以上，甚至要考慮減少單次運動的分量和強度。

　　例如，本來每次去打球，都是打四場雙打比賽，但如果發現身體已經無法負荷，那就要慢慢減少每次打球的比賽場次。不過，恢復速度因

人而異，而且相差甚大，這又跟體質、壓力、睡眠還有營養狀態有關。如果你正值中年、工作壓力大，並且睡眠時間短、品質差，平常飲食不規律且營養不均衡，這種情況之下的恢復速度，可能比六、七十歲的人還要差。

為什麼要特別提到恢復的速度？**如果在身體狀況沒有恢復完全的情況之下，再繼續從事激烈的運動，就非常容易產生運動傷害。**因此在運動完之後，一定要有好的恢復環境：足夠的水分、營養均衡的飲食、品質良好的睡眠，和愉快的心情，只要身體確實恢復，那麼因為疲勞而導致的運動傷害就會減很多。

話雖如此，還是要請大家在運動前，務必要誠實的感受身體目前的狀態，如果覺得累，就不要做太多或者太激烈的運動了喔！

其實不只是運動員或是有運動習慣的人，才需要留意身體的恢復環境。如同前面提過身體就像一部車的舉例，一般的上班族或勞動者，雖然不像劇烈運動後會一次產生這麼多的疲勞，但每天逐漸累積下來的身體耗損也很可觀；而且日常的疲勞比起運動後的疲勞，更難以即時察覺。可以的話，希望大家能從這本書開始，除了用按摩伸展來緩解、改善疼痛之外，也能用熱身、訓練的動作來維持肌力，好好保養自己的身體。

「疼痛」，
代表該「馬上處理」！

　　不要忽視疼痛，因為疼痛往往是一種警訊，當身體快要承受不住的時候，就會出現疼痛的反應；但是很多人會以為，訓練就是要吃苦、要忍痛，所以往往會選擇忽略疼痛，繼續訓練。長期下來，小傷往往就會累積成大傷，因此一旦出現疼痛，就要立即減少訓練量；如果減量之後，依然感到疼痛的話，那就必須停止訓練，讓身體好好的修復。

　　打個簡單的比方，訓練比賽就像是花錢，休息恢復就像是存錢，受傷之後雖然有休息，但如果堅持繼續訓練比賽，就像是一邊存小錢，但一邊花大錢，在入不敷出的情況下，最後肯定是破產——也就像是在運動場上，一直忍著疼痛出賽，最後發生了無法挽救的運動傷害一樣。

是休息一下就好？還是真的受傷？

　　以前大概只有職業選手或者國手，會忍著痛繼續訓練或比賽，但現在某些對運動非常狂熱的一般市民，也常會這樣，為的就是要不斷突破個人最佳成績。

還記得某次門診，有位熱愛三鐵運動的民眾，沒有任何外傷，只是因為前一陣子的訓練量太大，就出現了膝蓋疼痛的問題。本來以為只是發炎，沒想到經過超音波檢查後發現，除了髕骨肌腱發炎之外，連髕骨也裂開了。

　　其實這個情況非常少見，因為當髕骨肌腱嚴重發炎時會非常痛！但是，他卻能夠忍受這種疼痛，持續高強度訓練。問題就在於，這位民眾以為疼痛是訓練後正常的現象，只要忍得過就會變得更強，但事實卻非如此；這種選擇忽略疼痛警訊的結果，不僅使肌腱嚴重發炎，還讓骨頭都裂開了。

　　我相信沒有人想要這樣的結果，如果在疼痛剛出現的時候，就改變訓練模式，降低訓練量與強度，並且好好接受治療的話，就不會演變成骨折這樣嚴重的傷害，希望大家要用更嚴肅的態度，來看待「疼痛」。

察覺身體出問題的重大提示

　　對運動訓練來說，疼痛並非不好，**疼痛是一種警訊，就像是屋子裡的煙霧警報器**，當煙霧偵測器響起的時候，表示要趕快找到起火點，並且撲滅火源，絕對不會是趕快把煙霧警報器關掉，或者直接無視，讓煙霧警報聲響大作。

　　當疼痛發生的時候，我們首先要做的，是檢查身體到底發生了什麼問題，是不是應該修正訓練的方法？或是調整訓練量？還是改掉不正確的動作、改善有問題的裝備？

例如，有人打網球時都只用手臂的力量，而不是用身體旋轉的力量揮拍擊球，導致手腕或手肘長期發炎；又例如有些跑者穿著不適當的跑鞋做訓練，而導致腳踝或者膝蓋的肌腱反覆發炎；又或者某些人因為臀肌的力量不足，導致所有的壓力都讓膝關節承受，所以只要一打球就膝蓋疼痛。

如果可以找到疼痛背後的原因，並且好好的矯正治療，不僅能避免舊傷反覆發作，在問題解決之後，往往能夠變得更健康。

提高對疲勞的警覺，累了就該休息！

很多運動上癮的人，還有一個共通的問題，就是即使受傷了，也想盡辦法想要盡快回到場上，不管多貴的治療方式都想要嘗試。

但就像我們前面所提到的，疼痛是結果，我們要做的是找到導致疼痛的原因，找原因甚至比治療疼痛更為重要，**找到原因，才能預防運動傷害再次發生**。況且，如果想要強迫身體以超過本身極限的速度復原，通常或多或少都是要付出一些代價的。

舉個例子來說，曾經有一位狂熱的馬拉松跑者，因為小腿疼痛來看診，X光檢查沒問題，但是超音波檢查發現一部份的脛骨骨膜已經鼓起發炎，最後經過骨掃描，確診是疲勞性骨折，至少要完全休息6週。

但這位跑者不想要休息那麼久，很擔心會因此讓成績會下降，希望醫生能提供任何方法讓骨頭快速長好。這位跑者給我的感覺是，他並不怎麼擔心身體為什麼會承受不住而受傷，比起來更想要追求自我成績。

其實，的確是有藥物可以幫助骨頭生長加速的，但只要是「藥物」就一定會有副作用，俗話說「是藥便是毒」，也就是說藥物進入體內、產生某些痊癒作用的同時，一定也有其副作用，所以用藥物來逼迫身體改變自然的修復或者代謝方式，都不是最優先的方式。

疲勞是導致運動傷害的常見原因，累就是累，千萬不要覺得這只是最近狀況稍微差一點，就繼續硬撐；如果可以當機立斷、馬上休息的話，小疲勞也就可以快速恢復，但如果硬撐著不休息的話，**小疲勞會累積成大疲勞，接下來就會出現運動傷害，這樣一來就需要更長的休息時間。**

就像上面提到的疲勞性骨折的例子，一開始的症狀都是跑的距離太長才會痛，之後就會變成跑幾公里就會痛，如果不休息，漸漸就會變成跑個幾步就會痛，最後連走路都痛；等到連走路都會痛的時候，大概就離疲勞性骨折不遠了。回顧前述這位馬拉松跑者的病程，如果可以在更早的時間點就聽取身體的警訊、休息停跑的話，不僅不會出現疲勞性骨折，而且只要休息大約2週的時間就會痊癒，根本不會到最後必須要休息6週、甚至12週之久了！

技術問題，也是導致傷害的原因

很多人以為發炎只要休息就會好，以及運動傷害發生時只要不運動就會好，其實這個觀念有個很大的問題。**運動傷害會發生一定有其原因，只要不根除這個原因，傷害不只不會好，還會反覆發生。**

而最常見的運動傷害原因，包括意外、過度訓練、疲勞和肌力不足，如果以上都不是的話，那麼還有一個常見原因，就是技術不良。

　　舉例來說，某個網球選手肩膀疼痛已經好幾年了，但是不管怎麼治療效果都不好，即使已經做了肌力的強化訓練，也針對受傷的組織進行物理治療與注射治療，但這位選手的肩膀仍然時好時壞，尤其是發球與高壓扣殺時，疼痛是最劇烈的。

　　後來請了網球的專業教練，看過這位選手的發球影片，這才發現，在擊球瞬間，他的手臂過度後展，合併肱骨過度往前擠，導致肩關節前側承受過多的壓力，也就是說發球的動作錯誤，才是真正導致他肩膀受傷的主要原因，只要動作不修正，不管怎麼治療，都彌補不了技術不佳所造成的損傷，當然這個病就永遠都治不好了。

　　還有一個很經典的例子，那就是打羽球卻得到網球肘。

　　顧名思義，網球肘就是網球運動常見的手肘運動傷害，但其實真正打網球的人得到網球肘的機率不高，通常是單手反拍才比較容易得到網球肘。不過現在打網球用單手反拍的人已經很少了，大多是雙手反拍，所以打網球的人反而比較少出現網球肘的問題。

　　如果照這樣說起來，羽毛球都是單手反拍，所以這就是打羽毛球比較容易得到網球肘的原因嗎？的確有可能是這樣，不過有趣的是，真正的羽球選手極少有網球肘的問題，會有網球肘問題的，都是業餘的羽球愛好者。

　　原因就在於「正確的技術」，標準的羽球反拍動作，並不會只用前

臂的力量，而是整條手臂加上身體的力量，而且好的羽球選手也不會一直緊握著手把，只會在發力的一瞬間握緊而已，這些動作上細微的不同，都可以降低運動傷害的發生。

　　運動的標準動作對一般運動愛好者而言，最大的意義就是保護身體免於運動傷害，所以並不是只有選手才應該學習標準動作，如果可以的話，每個人都應該有一個好的技術教練，儘量使用正確的動作來運動，這樣就已經可以避免許多的運動傷害了！

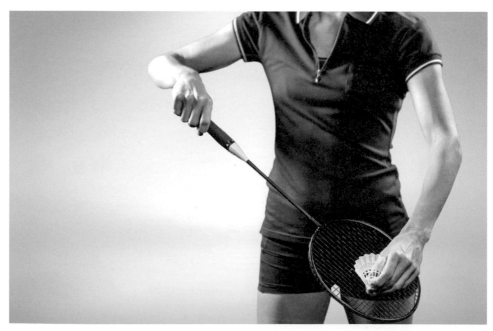

▲ 有正確的技術，就能避免很多運動傷害。

為什麼穿了機能跑鞋，
卻小腿痠、腳底板痛？

　　隨著運動科技的發達，鞋子的選擇也越來越多，甚至價錢也越來越貴，不過，貴的鞋子就一定是好的鞋子嗎？

　　其實不是的，每雙鞋子的原始設計構想與目標，就決定了哪些人來穿會覺得最舒服、哪些情況之下穿著會最合適。

穿的時機不對，讓原本設計的美意大打折扣

　　之前有位朋友買了一雙知名品牌的鞋子，聽說價錢也是蠻高貴的，但是，穿了之後卻覺得小腿異常痠痛。朋友有點生氣，因為鞋子標榜著很好穿又貴，但不知道為什麼實際穿了之後，反而比一般的鞋子還糟糕！

　　我看了他的鞋子，終於懂了這其中的奧妙。我問他，「你穿這雙鞋做什麼呢？」朋友回答就是一般上班時穿，坐坐站站走走這樣。

　　原來，穿這雙鞋子的時機點才是問題的癥結點。這種鞋底看起來像船的底部呈現弧形、兩邊翹高起來的，稱為「船型鞋」，並不是設計來平時上班時候穿的。

　　這個設計的原理是要幫助走路時的推進速度，也就是能夠輕鬆的走得比較快，因此，如果穿這雙鞋連續走路或者跑步的話，小腿就會感覺比較省力比較輕鬆，但是，如果穿著它走走停停，那就需要反覆的煞車跟啟動，再加上這雙鞋配上厚底，**小腿需要更多的收縮去穩定腳踝，這樣反而會讓小腿覺得很疲勞很痠痛。**

問題並不在於鞋子，也不是價錢，當然也不是你的腳有任何問題，關鍵就是在於使用的時機。

維護腳的健康，運動鞋千萬別「通用」！

另外一種常見的問題是內建碳纖板的跑鞋。為了跑得更快，在鞋底加入碳板，利用碳板回彈的力量去幫助推進，是新一代跑鞋的潮流。

然而，碳板回彈的力量，主要是藉由「腳踩地」到「前足彎曲推蹬」的這個動作去凹折碳板，讓碳板產生形變、儲存位能，當碳板回彈恢復形狀時，順勢把位能轉換成動能釋放出去，幫助身體推進。

但是，並非所有人穿碳板鞋都能夠跑得更快，有時候甚至還可能會增加受傷的風險！提醒大家要注意以下幾點——

（1）因為碳板很硬，所以鞋底必須要搭配極好的避震材質，腳底才不會受傷，要慎選鞋子，不要只在意有無碳板。

（2）對於速度不夠快的跑者來說，因為沒有做到足夠大的跨步與前足彎曲推蹬，所以碳板被凹折的幅度並不大，可以說是英雄無用武之地了。

（3）碳板鞋通常會搭配厚底與前側鞋底彎大幅度的翹起，再加上內建的碳板的材質又很硬，這樣的設計會讓前足的蹠骨關節的壓力比較大，容易出現蹠骨關節疼痛，甚至壓迫到腳趾的神經，產生腳趾麻的問題。

（4）Q彈的厚底加上鞋底與地板的接觸面積比較小，讓鞋子的穩定性下降，對於腿力比較差的跑者來說，疲勞時則更容易扭傷腳踝。

結論就是，**碳板跑鞋比較適合速度較快，且腿力較強的高階跑者**，如果你是跑類運動的新手，建議先選購其他適合你的跑鞋喔！

挑選任何鞋款的絕對條件：合腳

如果依照運動項目來區分，一般來說，籃球鞋的強項是對抗扭轉，可以保護腳踝；如果容易扭到腳踝的人，或許可以考慮買籃球鞋來穿一陣子。而一般跑鞋則大多具有抗震功能，比較舒適好穿，適合長時間跑步，用來長時間走路也不錯。

不過要注意的是，競速跑鞋跟一般跑鞋不同，就分成較兩大類，薄底重量輕，或者碳纖加厚底且較重，這兩類說真的，都不適合日常生活使用。

如果是一般通勤的走動，或者需要走走站站，其實網球鞋是蠻適合的選項，這是因為一般網球鞋在左右橫移的支撐會做的很好，在站立的狀態時對於足弓的支撐，相對於其他的鞋款會好很多。以及網球運動不需要跳很高，但打一場網球其實需要跑動的距離也是很長的，因此，鞋底也有適當的避震，尤其是硬地網球鞋，用來長距離走路也很合適。

每個人的腳型不同，有瘦長或胖短腳，有低中高足弓，有長的或短的腳趾，每家廠牌設定的鞋型可以相差很多，但是「合腳」這件事情絕對不可以妥協！鞋型不合肯定會有磨腳或擠壓腳的問題。

此外，**不要再有鞋子穿一穿會鬆掉這個概念，現在的材料科技這麼進步，穿到鬆掉的時候，大概鞋子也舊到需要換新了。**在挑選鞋子的時候，不要委屈挑小一點點的鞋子，合腳的鞋子就是穿了舒適無比的鞋子，挑選一款合腳的鞋子，幾乎就可以避掉大半的問題了。

分析了這麼多，其實，試穿才是最重要的，你的腳會誠實的告訴你，什麼才是最適合你的鞋子喔！

Chapter (3)

規劃出有效的
個人運動菜單

分析運動內容，
找出自己需要的項目

> 醫生：工作時打電腦、坐著的時間太長了，要做一些運動喔～
> A 小姐：有啊，我每個禮拜都有做瑜伽，已經好幾年了耶！
> B 先生：有喔，我每個禮拜都有做重訓，而且我超討厭拉筋！
> 醫生：有在運動真的很好，但是這些運動對你們真的有幫助嗎？

　　相信很多人都有這個疑惑，覺得自己明明就有規律運動了，身體應該要很健康啊！為什麼還是會這邊痠那邊痛呢？

　　其實，運動也像飲食一樣要注意均衡攝取、面面俱到，如果只偏重某一種運動，就像是偏食一樣，最後一定會營養不良的。要排出好的運動課表，就要知道如何拆解分析「運動」的本質，只要把握以下幾個原則，無論誰都可以排出一個適合自己、均衡健康的運動課表喔！

均衡的運動要素和強度，動起來才有效

（1）運動的四大要素

飲食有必須營養素，包括碳水化合物、脂肪、蛋白質、維生素、礦物質和膳食纖維，**運動就像飲食，必要組成有肌力、肌耐力、柔軟度和心肺功能**，不管怎麼安排課表，至少都要包含這四個要素，才算是面面俱到。

　　舉例來說，鐵人三項包含跑步，游泳與自行車，加上每次運動完一定都要伸展拉筋，因此這個運動已經包含了柔軟度，心肺功能訓練與肌耐力訓練，所以只要再加入一天的重訓，這樣就算是一個很完整的課表。

　　那如果你還想要再多一項運動的話，要怎麼選擇呢？因為鐵人三項中，游泳是用比較多上半身的力量，跑步與腳踏車是下半身比較多，所以，如果還想要再多做一種運動的話，就應該選擇上半身多一點，最好爆發力多一點的運動，例如拳擊，網球或者棒球等，如果可以用這種概念來安排運動，就可以得到運動的四個最大的好處。

（2）運動的「高、中、低」強度

　　無論是一成不變的低強度運動，或者持續不斷挑戰高強度運動，其實都不好；**強度太低沒有運動的效果，強度太高則容易疲勞或者受傷。**

　　運動應該要有強有弱，高中低強度的運動要穿插安排，在高強度運動的時候挑戰並增強自己的能力，在低強度的時候則讓身體有空檔可以恢復。而即將開始運動或已經運動很久的人，也一定要學會辨別運動強度，依照自己的身體狀況，循序漸進的調整強度。

主觀的運動強度分級表

博格運動自覺強度（BORG RPE）	自覺用力係數	呼吸	訓練強度	最大心跳率（%）	運動類型
6	0	不費力	1	50%~60%	暖身
7		輕淺			
8	1				
9					
10	2	比平時沉重，但不費力，可以和人交談	2	60%~70%	恢復
11					
12	3				
13		呼吸更沉重，無法輕鬆對話	3	70%~80%	有氧運動
14	4				
15	5	開始感覺呼吸沉重，不太輕鬆	4	80%~90%	無氧運動
16	6				
17	7	呼吸沉重並大口呼吸，非常難以繼續，不想開口講話	5	90%~100%	最大攝氧量
18	8				
19	9	非常難以呼吸			
20	10	用盡全身力氣			

運動強度的分級，簡單來說有兩種方法，一種比較主觀，是憑感覺，一種相對客觀是看心跳，這兩種方式各有其優劣利弊。

首先介紹最簡單的方式──「憑感覺」，稱為自覺用力係數，把完全不費力設為「0」，把用盡全力、累得要死、快要喘不過氣來的程度設為「10」，只要感受一下運動當下的費力程度，記錄下來大約是0到10分的幾分就可以了。

例如，慢跑的時候我覺得有點喘、無法輕鬆對話，我覺得費力程度大約是4分；又比如說，打籃球的時候，我帶球衝刺過全場、禁區過人上籃，感覺心臟要從胸口跳出來，上氣不接下氣的喘，我自覺費力程度大概有9分──就是這麼簡單。你覺得對自己來說有幾分費力、就是幾分，再用分數找出運動強度的高低：1-2分為低強度，3-4分為中強度，5-8分為高強度，9-10分為極高強度。

第二種方法就是用心跳來評估。心跳的計算方式也分成兩種，一種是儲備心率法，一種是最大心率法，這裡介紹比較簡單的最大心率法。

首先，用年齡估算出自己的最大心率，建議大家可以使用誤差比較少一點的公式「$206.9-(0.67\times年齡)$」來計算，然後依照最大心率百分比來計算心率區間，50-63%為低強度運動，64-76%為中強度運動，77-93%為高強度運動。

例如，一位四十歲的女性戴著心跳表上飛輪課，想知道根據心跳表上的數據，她的運動是落在低或中或高強度的哪一個區間。首先，她要計算出自己的最大心率估計值：「$206.9-(0.67\times40)$」$=180.1$。

中強度運動的心率區間，為最大心率的64-76%，因此我們可以得出，她在做中強度運動的心跳範圍是：180.1×64%＝115.3，180.1×76%＝136.9。

也就是說，如果這位四十歲女性的心跳在115以下，這個運動對她來說是低強度運動，心跳在115至137之間，則為中強度運動，如果大於137的話，就是高強度運動。

在她開始騎飛輪之前，先計算出自己的心率區間，那麼在整個運動的過程中，只要對照心跳，就可以知道當時用了幾成的努力在騎車，是在挑戰自己，還是在偷懶。

不管是「憑感覺」，或是「用心跳」來代表運動強度，其實都會有誤差，因為主觀感受會參雜了個人的情緒好惡，最大心跳原本就是估計值，會有誤差，而心率錶上顯示的數據不一定正確，如果有服用心臟、血壓或血糖藥物，也會影響心率或運動的感受，建議大家可以同時採用兩種方法，才不會差太多喔！

COLUMN 2

加入「安靜心率」，
計算運動強度更準確

　　如果大家接受用「心率」來代表運動強度的話，那麼建議可以再進階一點，用「儲備心率法」來計算運動強度。這比用「最大心率法」還要更準確一點，而且只需要多測量一個「安靜心率」，就可以帶入儲備心率的公式來計算。

　　「安靜心率」就是指靜靜休息不動的時候所測量到的心率，安靜心率因人而異，要實際測量，通常是選在早上醒來、但還沒下床的時候測量。早上醒來後，先不要下床，躺在床上、安靜地摸著脈搏默數心跳，每天量測一次，然後把好幾天的數值加總後除以天數，得到平均值，就是你的「安靜心率」。

　　一般來說，運動員的安靜心率都會比一般人低，因為運動員的心臟比較強，所以不需要跳那麼多下，就可以把血液推送到全身。如果可以帶入這項個人化的指標，那麼在計算運動強度上就會更加準確。

　　而「儲備心率」就是用「最大心率」減去「安靜心率」，然而，如果根據「儲備心率法」來計算運動強度，則運動強度的標準就跟最大心率法不同，儲備心率法是以40%以下為低強度運動，60%以上為高強度運動，40%-60%之間為中強度運動。

　　舉個例子來說明，一位40歲的民眾，平時安靜心率是每分鐘70下，那麼如果他要做中強度運動的話，心跳應該落在什麼範圍？

首先計算最大心率估計值，公式：206.9－（0.67×年齡）。

得出最大心率估計值為：206.9－（0.67×40）＝180.1

然後計算儲備心率，公式：最大心率估計值－安靜心率

得出儲備心率為: 180.1－70＝110.1

計算想要的運動強度區間：（儲備心率×百分比）＋安靜心率

得出此人中等強度運動的心跳範圍在於：

110.1×40%＋70＝114.04

110.1×60%＋70＝136.06

從計算結果得出，這位40歲的民眾如果想要做中等強度運動，那麼心跳要控制在每分鐘114到136之間，如果想要高強度運動，那麼心跳就要在每分鐘136以上，如果只是想要低強度運動，那麼心跳在每分鐘114以下即可。

一週做多少運動，
對身體最有益？

運動對身體有益，那麼應該要做多少的運動呢？

要回答這個問題，就必須在運動醫學的聖經「美國運動醫學會運動測試與運動處方指引」中來找答案。書中提到，「對於靜坐、少動的人群而言，即使是透過增加體力活動來提高些微能量消耗，都可以使其獲得健康益處」，可見得即使是少少的體力活動，都會對健康有所幫助，而且每週運動只要三至五天即可；若每週運動多於三天，則體適能的提高就會趨緩；若運動超過五天，體適能的提高就會出現高原期，並且會增加運動傷害發生的機率。

一定要每週運動150分鐘，才有效嗎？

美國運動醫學會和心臟病協會都一致認同，每週透過體力活動累積消耗一千大卡的熱量，確實對健康有益。這個運動量大約是每週運動一百五十分鐘，可以大致換算成一週五天、每天步行三十分鐘，一次約走三千至四千步。

因此，對長坐、少動的一般人來說，最簡單的運動指引是每週進行五天「中等」強度的運動，或者三天「激烈」強度運動，或是每週三到五天，「中等」與「激烈」強度相互結合的運動。

這時候一定會有人想問：如果連每週運動一百五十分鐘都做不到的話，該怎麼辦呢？

其實，理論歸理論，大家都知道運動有好處，應該要多運動，但是要一個非常忙碌或者根本不喜歡運動的人，每個禮拜找五天，每次做三十分鐘的運動，成功的機率趨近於零；所以，能不能動得更少一點，但還是能獲得健康的效果呢？

麥克‧莫里斯是一位英國醫生兼BBC記者，他也想知道是不是能動得少、但同時獲得健康的效果，他訪問了許多專家，幫大家找到了解答。

麥克本身有糖尿病的家族史，他先接受胰島素敏感度的測試，發現自己有葡萄糖耐受不良的情形，也就是身體對於胰島素的敏感度很差，很有機會成為糖尿病患者。接著，他開始進行速效運動，每個禮拜找三天，在腳踏車上狂飆二十秒三回合，也就是每次運動的時間，合計都只有「一分鐘」。

但重點在於，麥可的運動強度非常激烈，要用盡全力地猛踩腳踏車，持續二十秒不能停，這樣的速效運動執行了四周之後，他再次接受測試，發現胰島素敏感度居然提高了25%。

提高運動強度，每週只做3分鐘也OK！

　　這個實驗似乎是在暗示著，即使沒有達到每週共計一百五十分鐘的運動，即使只是每週只有三分鐘的運動，還是能夠對身體健康帶來好處，關鍵可能是在於運動的激烈程度，而非運動的時間長短，即使是很短的時間，只要有運動，一樣能對健康有益。

　　根據以上的實驗，或許我們應該要稍微改變一下運動觀念，如果你真的非常忙碌，或者真的很討厭運動，希望你也不要放棄；不管怎樣，**有動就是健康的**，如果要發揮運動最高的效益，那就應該在有限的時間內，盡其所能的做最激烈的運動，越是氣喘吁吁，越是費盡洪荒之力，越是對身體有幫助。

　　如果想要實際執行速效運動，那麼可以將運動分成二十秒、三回合，每周三次，用你喜歡的任何運動方式來執行，只要安全就可以了。

　　例如：短跑衝刺、腳踏車、跑樓梯、游泳、跳繩……等，只要在二十秒之內，盡全力運動，讓自己喘到上氣不接下氣的程度就可以了。但要注意的是，**進行激烈運動前，一定要充分暖身，讓身體溫度熱起來，並讓肌肉放鬆，否則容易造成運動傷害。**

　　以腳踏車為例，在速效運動前，先慢慢騎幾分鐘當成暖身，等身體溫度提高，感覺肌肉不再緊繃之後，就全力踩踏二十秒，重複三回合。不過，無論以哪一種運動當作速效運動，建議還是要先做書中的熱身運動，將全身的肌肉部位喚醒、熱開，對於預防傷害會更有效。提醒大

家，如果運動完之後，覺得肌肉變得緊繃痠痛，運動完後一定要伸展、按摩，讓肌肉放鬆休息。

從事多樣運動的驚人好處

現在對運動狂熱的人越來多，常常會聽到某些人就是只愛某一種運動，而且只做某一種運動，對其他的運動沒興趣、也不肯做。

比如說，喜歡重訓的人往往不喜歡跑步，喜歡跑步的人不喜歡打球，喜歡打球的不喜歡游泳等等。雖然對某些工作的執著可能是好事，但是對於休閒運動來說，長期執著在某個特定運動，對身體其實並不健康。

每種運動的模式不同，因此不同運動所鍛鍊到的肌肉也有所不同，長時間下來就會有某些肌肉比較強壯，而某些肌肉相對比較弱的差別。舉例來說，大多數跑者的股四頭肌都比腿後肌強壯，投手的慣用手肩部肌肉，會比非慣用手強壯，而游泳選手的上半身比下半身強壯，自行車選手的大腿比小腿強壯……等，這些都是身體為了適應特定運動，自然而然發展出來的結果。

但是長期積累下來，除了肌肉發展不均衡之外，還會造成運動傷害，因此有許多傷害都是以運動來命名，像是跑者膝、高爾夫球肘、網球腿、游泳肩等等。

對於為了健康、而不是為了「獲勝」才運動的人來說，因為運動而得到運動傷害，未免也太本末倒置；建議大家不要只偏愛某項運動，而

是要盡量從事幾種不同的運動，這樣就可以避免很多因反覆相同的動作而導致的運動傷害，也就是所謂的「交叉訓練」。

　　相差越多的運動，能夠對身體帶來更不同的刺激，如果可以的話，儘量讓自己的運動越多樣化越好。

　　交叉訓練的好處不只是可以避免運動傷害，還可以讓你堅持不斷的運動下去。 舉例來說，當你因為跑步而膝蓋發炎的時候，就不適合繼續跑步或者打球等運動，但是可以去游泳，做上半身的重訓，或者做一些皮拉提斯（核心肌群的訓練）和瑜伽；又比如是因為打球而肩膀發炎的時候，就應該停止打球，當然也不能去游泳，但是可以改成騎自行車、跑步或者做下半身的重訓。

　　每個人都應該同時進行兩項以上的運動，讓運動成為一種多樣化的選擇，當你擁有選擇權的時候，就不用害怕或排斥醫生請你休息，也不會因為受傷而感覺不安，因為還是有很多其他運動可以做啊！

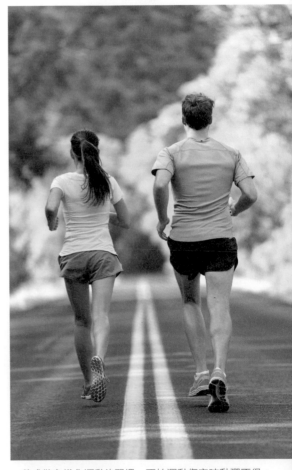

▲ 養成做多樣化運動的習慣，不怕運動傷害時動彈不得。

COLUMN 3

簡單算出你的運動量比值，增加訓練不受傷！

「合理的訓練是鍛鍊，不合理的訓練是磨練」，這種訓練模式常見於軍隊裡，因為在軍隊這樣的大團體裡，不可能針對每個士兵不同的體能狀態去設計訓練課表，通常只有一套制式化的課表。所以對某些人來說可能剛剛好，但對某些人來說強度卻太高，才會出現這樣一句口號來說服每個人撐下去。

但這句話放到科學化訓練的現代來說，是非常有問題的，因為不合理的訓練無法帶來持續的進步，而什麼樣的訓練才算是「合理」呢？

在這裡要介紹大家一個很重要的概念，那就是「短期訓練量」與「長期訓練量」的比值。利用這個比值，就可以知道你的訓練量是否增加的太快，因為「短期訓練量」就是身體最近一週的運動量，而「長期訓練量」則代表長期以來的體能狀態。將「短期」除以「長期」所得到的數字，如果介於0.8到1.3之間，則受傷的風險相對較低，如果大於1.5，則受傷的風險就會大幅提高。不過，如果比值小於0.8，受傷風險也會提高，只是不像大於1.5那樣恐怖而已。

這個短期除以長期訓練量的比值，應用起來非常簡單。舉例來說，如果某跑者過去四週的總跑量是200公里，平均下來每週的跑量是50公里（長期），而第五週的跑量如果是80公里（短期）的話，那麼80公里除以50公里就會是1.6，超過了1.3這個安全範圍，甚至也超過1.5的極限值，因此這位跑者在第五週會受傷的機率很高。

那麼，對這位跑者而言，第五週的跑量要訂在幾公里，才是最不容易受傷、又能夠推進跑量的呢？答案非常簡單，用50公里（長期）×1.3（安全比值上限）=65公里，就是答案。

建議這位跑者應該要視身體情況，慢慢累積第五週的跑量，但是如果已經累積到65公里的話，那就足夠了，即使身體沒有感覺不舒服，也最好不要再增加。想要再繼續推進累積跑量的話，那等到下一週再繼續突破吧！

不過，上述例子是單純用距離來代表訓練量，並沒有把訓練強度考慮在內，因為慢跑10公里不一定比間歇跑5公里來得累。所以比較完整的計算方式，是需要把運動強度也考慮進來，把「運動強度」乘以「運動時間」來代表「訓練量」，而運動強度可以用自覺量表來打分數，0代表一點都不累，10代表極度疲勞，完全用自己的感覺來決定運動強度。

這個方法不需要任何儀器，應用起來非常簡單，而且任何運動種類都適用。舉例來說，今天打球60分鐘，感覺運動強度是5，那麼用5×60 = 300，就是今天的訓練量，再把一週內每天的訓練量加總起來，就可以代表週訓練量，就可以像上面的例子一樣，進行短期與長期訓練量比值的計算，也就可以知道接下來的一週，訓練量「最多」可以增加到多少。例如過去四週，平均每週的訓練量是1000，那麼接下來的一週，訓練量最好控制在1000×1.3=1300內，就比較不容易受傷；反之，如果訓練量超過1000×1.5=1500，則受傷的風險就會大幅提高喔！

讓小朋友只練一項運動，很危險！

這一章讓各位瞭解如何找到適合自己的運動項目，以及如何有效的運動，並建議採取交叉訓練式的多項運動。現在讓我們思考一個簡單的問題：「兒童／青少年運動過早專項化」。

所謂的「專項化」，就是只針對一種運動去培訓孩子的能力。曾經有一位家長帶著國小四年級的小朋友來看運動傷害，經過診斷，我認為小朋友的肩膀肌腱發炎了，應該要好好休息至少四周。

這位媽媽的回應是，小朋友下週就要比賽，沒有練習的話一定會輸！教練說孩子就是練得太少，才不會進步。我反問家長，那怎麼樣才算是練得夠多？媽媽則說教練的意思一天要練四個小時以上。

大家想想看，如果一個小學生每天花四個小時練習桌球，剩餘的時間恐怕連唸書都不太夠了，一定無法培養其他運動能力，例如游泳、跆拳、籃球等等。即使小朋友的修復能力超強，仍然會發生桌球相關的運動傷害。

不過，這還不是最可怕的事情，最可怕的是本來孩子可以發展更多運動能力，但卻因為整個小學生活都在不斷苦練桌球之下，錯過了學習與發展其他運動的最佳時間，當然也被扼殺了運動生涯的其他可能性。

因此從教育的觀點來看，培養多樣化的運動能力，才是兒童運動教育最重要的目標，小學階段至少要學會三種運動，等到成人之後，就能輕鬆的為自己安排交叉訓練的菜單了，這樣才是健全又健康的運動之道。

Chapter 4

熱身：保養身體、預防傷害的第一步

提升表現並
降低受傷機率

就算沒有運動習慣的人，也知道開始運動前一定要「熱身」、「暖身」，這對於人體的作用是什麼呢？

喚醒身體「開始動作」的預告

熱身是一種給身體的預告，讓全身的骨骼、肌肉和血液，準備好進入戰鬥狀態，有點類似炒菜前要先熱鍋，食材一放進鍋子裡就可以快速煮熟，菜的風味就會更好，如果不先熱鍋的話，那麼就要花更多的時間來烹煮，食物才會熟，許多風味就會在烹煮的過程中流失，味道就會大不同。

我們常常會看見，熱身不足就開始比賽所導致令人惋惜的結果。有些比賽的賽程時間非常短，可能只有幾十秒鐘，例如短跑；又或者像是羽球賽和網球賽的一局，大約是十幾分鐘，如果賽前熱身不夠，很快地輸掉前幾局，那後面想要贏回來就很難了；尤其是雙方實力相近的時候，熱身做得夠不夠、對不對、好不好，幾乎可說是左右一場比賽輸贏

的關鍵。

　　熱身通常是從比較輕鬆簡單的動作開始，肌肉先開始慢速度的收縮與放鬆，肌肉內的血管慢慢擴張，更多的血液從身體的其他器官往肌肉流過去；身體溫度開始提高，呼吸與心跳速率慢慢加快，並藉由這些動作喚醒動作控制系統，提高神經與肌肉的連結效率，集中注意力。

　　這一切都是為了讓身體更接近比賽中的狀態，最完美的情況是下場開始比賽的第一秒，就像是已經在場上一陣子似的，這樣才能從頭開始就發揮最佳的運動表現。

提高全身的反應力、行動力

　　當開始運動之後，肌肉需要很多血液和氧氣的供應，也就是說心臟需要打出更多的血，肺臟需要吐出更多的廢氣，吸入更多的氧氣。

　　熱身不僅僅是為了提升運動表現，更是要讓心肺系統也能有時間「熱機」，否則一下子就跳到高強度的運動，心肺系統崩潰的機率就會提高。在有些運動中猝死的報導中，這些人年紀通常也不是很大，大多是中年人、甚至是年輕人，他們不是因為心肺系統已經衰壞而猝死，而是因為運動強度突然提高、超過負荷而猝死。大家千萬要謹慎看待，運動是為了健康，而安全是最底線的要求。

　　此外，熱身做得好的話，受傷的機率就會大幅減低，**因為肌肉已經熱開了，彈性變好、反應速度也會加快，收縮的力量隨之提升**，除了可以承受場上運動的需求之外，也比較能處理臨場所發生的各種狀況；很

多運動傷害都是來自不可預期的狀態，例如被別人衝撞，或是踩到不平整、溼滑的地面等等，但如果有熱開的肌肉，快速的反應和充足的力量，那麼受傷的機率就可以大幅降低。

熱身就是一種極佳的運動

熱身是運動不可或缺的一環，好的熱身是比賽獲勝的關鍵，足夠的熱身可以降低對心肺系統的衝擊，正確的熱身可以減少運動傷害的風險。

至於對平常沒在運動的一般人來說，一整套完整的熱身做下來，其實就會汗流浹背，已經會產生運動的效果了！建議沒有運動習慣的大家，可以先從本書的熱身動作開始，當成運動入門菜單，每天都做一輪書上的暖身動作，除了可以舒展活絡筋骨之外，還可以一點一點開始累積自己的運動能力。當感受到身體因為開始運動所產生的改變之後，相信你一定會主動想要做更多項的運動。

況且，書中的熱身動作大多都不需要複雜的器材，只要有一個能伸展手腳的場地就可以完成。久坐辦公室的你、一下班就窩在沙發追劇的你，就從現在開始動起來吧！

在宣導了熱身的好處之後，接下來就要告訴各位，什麼是優質、足夠且正確的熱身。

讓熱身效果100%的
關鍵技巧

　　以職業網球選手沙拉波娃當例子，她的熱身動作是先做小跑步，提升體溫，然後傳接藥球，活動軀幹與肩關節，接著以彈力帶做上背肌群與肩部旋轉肌群的訓練，最後才開始練球。

　　持拍類運動的熱身動作的模式大多類似，包括了全身性的熱身（小跑步）、動態伸展（藥球傳接）和局部暖身（著重在上背部與肩部的彈力帶暖身）。有些選手會加上一些敏捷度訓練，例如繩梯或者網球的快速丟接……等，這會訓練神經系統的反應速度，如此下來的話會是一整套很完整的網球熱身操。

　　那麼以一般運動來說，一個完整的熱身課表，應該包括什麼要素呢？

（1）全身性的熱身：提高體溫，動作簡單，且從比較慢的速度開始。

　　持續的活動，讓身體熱起來，比較簡單的方式為快走到慢跑。如果在室內的話，可以用原地小跑步，進展到高抬腿或者開合跳；如果在健

身房裡，踩腳踏車也是熱身的好方式，從沒有阻力的慢慢順踩，到漸漸加速，最後加一點點阻力。

全身性熱身就是要持續低強度的活動，一直做到身體熱起來微微的出汗為止。不過，全身性熱身的時間長短，可能跟天氣溫度有關，如果在比較冷的環境下，就需要比較長時間的全身性熱身，如果在比較熱的環境下，因為體溫相對已經比較高，所以就不需要花太久的時間來做。

（2）動態伸展：增加肌肉柔軟度和關節活動度，但需要在連續的動態動作下完成。

一般情況之下，運動前建議進行動態伸展，因為靜態伸展會讓肌肉過度延長，降低肌肉力量和反應速度，簡單來說就是拉過頭了，所以肌肉反而懶散無力。

動態伸展的動作必須流暢、連貫且不停留，在整個過程中，肌肉的長度都維持在可以控制的範圍之內，這個範圍通常就是運動中需要用到的肌肉長度。在這個範圍之內，肌肉隨時可以用力、快速地收縮，這樣的伸展才會對接下來的運動有所幫助。

而動態伸展的動作可以有很多選擇，建議可以把接下來要做的運動的動作特性考慮在內，讓動態伸展可以涵蓋到使用比較多的關節。例如，棒球或網球運動可以強調肩膀與髖關節，羽球和桌球運動可以強調肩膀與膝關節；若是游泳的話，除了軀幹之外，連手腕和腳踝關節都需要好好的伸展開來；至於跑步，就要著重在下肢的髖、膝、踝這三個關節的動態伸展。

Dr. Tu 的小叮嚀

運動前做靜態伸展，反而會受傷？

以前的概念是「運動前要做伸展」，講到伸展，大多數人想到的還是靜態伸展，而靜態伸展就是一個拉筋的動作，停留數秒不動。

然而許多研究顯示，靜態伸展會影響肌肉力量，對於運動表現有不良的影響，因此現在不提倡運動前做靜態伸展，而是應該要做動態伸展。動態伸展就是動作連貫、不停止，利用數次連貫的動作，慢慢把動作儘量做到動態下最大的活動度，以達到伸展的目的。

通常動態伸展可以達到的關節活動角度是「主動」活動角度，比靜態伸展的角度還要小，因為靜態伸展比較接近「被動」活動角度，而運動中需要的其實是「主動」活動角度，被動活動角度通常是運動後放鬆才需要做的，如果在運動前做靜態伸展，就會讓關節處於被動關節活動角度，此時關節相對會比較不穩定，容易發生扭傷和拉傷，所以這也是運動前不希望大家做靜態伸展的另一個原因。

（3）局部熱身：依據各種運動，針對特定部位加強熱身

在經過全身熱身與動態伸展之後，體溫升高，肌肉變得有彈性，關節也熱開了！不過，因為每一項運動需求的不同，還需要針對特定的部位，加強熱身。

局部熱身的目的，是讓特定部位的肌肉先進行輕量的收縮練習，**目的是在喚醒穩定關節的肌群，或者喚醒動力鏈的連結，加速神經反應速度**，等接下來真正開始運動的時候，關節穩定了，力量才出得來，反應也才能精准且快速。

舉例來說，網球、羽球這類的持拍運動，可以做輕鬆揮空拍的動作當做局部熱身，也可以拿小啞鈴或者彈力帶，給予些許的阻力，做肩關節旋轉肌群的內外轉動作；又例如投擲類的選手，可以用藥球做拋擲的動作，喚醒軀幹和手臂的動力鏈的連結。

特別一提足球的局部熱身，因為足球選手前十字韌帶損傷的機率很高，所以國際足總就直接將「腿後肌群的離心收縮動作」納入足球暖身動作之一，這是一個用局部熱身預防運動傷害的經典範例。

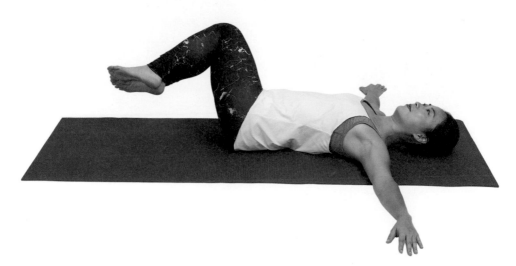

局部熱身動作並不是阻力訓練，大多是小重量或者自身的重量，雖然簡單輕鬆，但卻非常重要！因為全身性熱身和動態伸展，都無法讓關節深層的肌群動起來或熱開來，**所以特定運動需要使用的特定關節，就需要靠這些針對特定關節的局部熱身動作。**

　　此外，也可以針對比較容易受傷的部位，設計局部熱身的動作，在暖身的過程中，就先把重要的肌肉活化起來，才能夠確實降低運動傷害。

（4）被動熱身：利用儀器，或他人的按摩等手法

　　主動熱身就是上述的三種方式：全身性熱身、動態伸展和局部熱身，這些都是大家比較熟悉的方式，也就是自己主動做動作，達到熱身的目的。

　　所謂「被動熱身」，顧名思義就是不靠自己做動作，靠別人或者靠儀器來達到熱身的目的，像是熱身運動按摩，就是一種用按摩來熱身的方式，利用比較輕快的手法按摩肌肉，可以增加血流並提高局部肌肉的溫度；又或者是利用儀器來暖身，例如振動熱身、神經肌肉電刺激熱身、超音波熱身或者熱敷等等方式。

　　不過被動熱身的效果遠遠比不上主動熱身，只能作為輔助方式，大多是用在不容易熱開的部位，或者以前有受傷過的部位，千萬不要只做被動熱身就直接上場喔！

熱身時，
一定要包含核心肌群

　　核心肌群是所有動作的基礎，當我們要舉手或者抬腳的時候，核心肌群都會先比四肢的肌群先活化、收縮，使軀幹穩定，接著四肢肌肉才會收縮，才能完成舉起手或者抬起腳的動作。

　　從舉手抬腳的簡單動作，到切球、放小球、射門等等複雜的動作，每一個動作的起始都是在核心肌群，熱身動作裡絕對不能少了這個重要的部位！

運動前做核心，疼痛再也不復發！

　　記得之前一位很有潛力的年輕投手到美國接受訓練，放假回來就來門診報到，在他出國之前，腰痛的問題一直反覆困擾他。我問他這段時間在美國訓練時，腰痛有沒有發作？很意外的，他說去美國的這幾個月沒有發作。

　　接著我問他，在訓練上有什麼差異嗎？這位投手提到，在美國練球的分量比在台灣少很多，然後他每天早上都先做復健運動之後才去參加

練球。

「喔！所以到底是什麼神奇的復健運動呢？」我非常的好奇，到底是什麼神奇的復健運動，居然大幅改善了他的腰痛狀況。「其實動作很簡單，只有四個，一組五次、做三組，大約十五分鐘左右就能做完，一點也不累。」

我請他示範一遍「神奇復健」的運動動作，發現就是非常普遍、且簡單基本的訓練核心肌群的動作，只是改成每天訓練前都先確實的做過一遍而已！

另一個核心暖身的例子是一位羽毛球國手，他的老毛病也是腰痛。其實以他這個等級的選手，對核心肌群訓練都蠻有概念的，球隊裡也有肌力體能訓練的課表，但腰痛的問題還是無法徹底解決。

在某次歐洲巡迴賽結束之後，我再次見到這位選手，結果這次他來看診的主訴症狀不再是腰痛。我問他的腰近況怎麼這麼好？他說是因為觀察其他國家的選手，熱身操裡面都有練核心的動作，所以就自主把核心動作加到熱身操裡面，結果腰痛就好很多了！

聽到這裡，我更堅定了「核心也需要熱身」這個概念。

無論是職業或者業餘，不管是手打還是腳踢、是跑還是跳，一定要在熱身的階段就把核心肌群喚醒。一直以來，我們習慣另外安排時間來訓練核心肌群，例如一週練兩次、一次一小時，很少人會把核心肌群的訓練當作熱身動作的一部分。

如果每次練球（或做任何運動）前，先做五到十分鐘簡單輕鬆的核

心訓練，主要目的是先喚醒穩定軀幹的核心肌群，讓它們活化、熱起來，然後再進行運動專項訓練，這樣一來軀幹更穩定，手腳就能更靈活，自然就會降低運動傷害的機率。

　　設計良好的暖身操的確可以減少運動傷害的發生率，**而好的熱身操必須包含核心肌群的訓練**，在書中的熱身動作裡，我也加入了核心部位的暖身，非常建議已經有在運動、了解暖身重要性的各位，趕快把核心肌群訓練納入熱身操中吧！

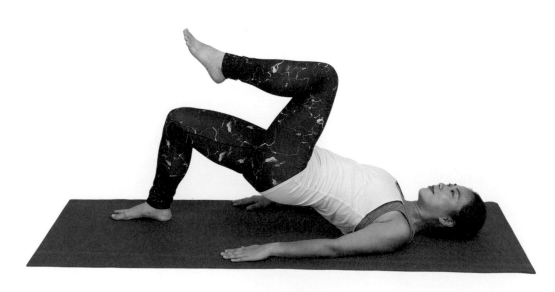

▲ 把核心運動加入暖身，更有效地預防運動傷害。

Chapter **5**

按摩：放鬆解痛、
消除緊繃的恢復關鍵

越按身體越靈活的
神奇效果

　　大家對按摩的第一印象，就是可以放鬆肌肉、舒緩疼痛，所以當肌肉緊繃的時候會想到按摩，疲勞痠痛的時候也會想到要按摩。但是按摩的時機與作用不只是這樣而已喔！

　　運動後，可以用按摩來放鬆疲勞緊繃的肌肉，**而運動前也可以按摩，只是手法比較輕柔，目的是增加肌肉的溫度並且喚醒肌肉**，讓肌肉準備好開始要用力收縮了。在不同的時間點，就要根據不同的目的，而使用不同的手法來按摩。

　　按摩的領域很廣，不是只有按壓到痛而已，除了大家比較熟悉的泰式按摩或中式的經絡按摩等現代技法，還有肌筋膜按摩、內臟按摩、淋巴按摩、運動按摩和深層肌腱按摩等等。

關節緊緊、卡卡，要按摩上下連結的肌群

　　除了放鬆肌肉、幫助肌肉恢復和緩解疼痛之外，**按摩還有一個隱藏版的好處，那就是「改善關節活動度」**。舉例來說，如果你感覺腳踝卡

卡的，往上勾的角度變小，那就要按摩小腿後側的肌肉，就可以增加腳踝往上勾的角度；反之，如果是腳踝往下壓的角度變小，那就要按摩小腿前側的肌肉，就可以增加腳踝往下壓的角度。

再舉一個例子，如果蹲下時覺得膝蓋前側緊繃、膝關節的彎曲角度變小，可以嘗試按摩放鬆大腿前側肌肉；如果伸直膝蓋時，覺得後側緊繃、膝關節伸直的角度變小，可以試著按摩大腿後側肌肉或者小腿後側肌肉。

以此類推，如果髖關節（屁股）的活動度變差，例如蹲下來的時候覺得鼠蹊部有緊繃、卡住的感覺，可以嘗試放鬆臀部肌肉；如果是伸直的活動度變差，也就是大腿向後擺動時覺得鼠蹊部緊繃的話，則可以試著放鬆髖關節外側和大腿前側的肌肉。

如果關節活動度變差的原因，並非結構或者組織損傷的問題（例如關節積水或粘黏），而是因為周圍的肌肉太緊繃，拉住關節的話，只要好好放鬆這些太緊的肌肉，關節的活動度就可以獲得改善。

自我肌肉放鬆的方式非常簡單，只需要一個滾筒或者按摩球，在家裡就可以簡單做到，大家可以先試試看書中根據不同關節部位的按摩方法，包含徒手、滾筒和按摩球，簡單地自我修復。不過，如果還是無法改善關節活動度，那麼就要尋求專業人士的協助了。

或許你會好奇：關節活動度很重要嗎？改善關節活動度有什麼好處呢？

關節是一個樞紐，扮演動作的軸心或者支點的作用；靠近關節最深

層的組織，是關節囊或韌帶組織，這是穩定關節的第一層結構，再往外則是肌肉和肌腱，這是穩定關節的第二層結構。

雖然肌肉可以扮演穩定的角色，但是如果關節周圍的肌肉緊繃，或者肌肉張力不對稱的話，就會綁住、卡住關節，把關節的轉動軸心拉歪，接下來就會導致關節活動的角度變差。

同時，如果關節不在最佳的轉動軸心位置運作，就容易磨損關節軟骨，久而久之就會導致關節提早發炎、退化。因此，如果發現關節活動度變差，通常表示關節的轉動軸心可能已經出現偏差，此時如果可以利用滾筒或按摩球先自行放鬆關節周圍的肌肉，改善關節的活動度，那麼關節的轉動軸心就有機會能回歸正軌，讓關節免於磨損、維持健康狀態。

然而，關節活動度受限的狀況很常見嗎？是的！舉例來說，因為現代人大多是坐姿的生活形態，不管是工作或者在家，都是坐著比較多，長期下來，屁股（髖關節後側）呈現鬆軟無力的狀態，而鼠蹊部（髖關節前側）則是被擠壓成縮短的狀態。

在這種情況下，當我們離開椅子要去運動時候，不管是打球還是跑步，其實髖關節並沒有準備好，前側的關節囊和肌筋膜依然緊繃，整體是一個微微彎曲的狀態。但是大腦卻沒有察覺，以為這個「微微彎曲」的狀態是正常的、是已經打直的，因為坐姿生活形態的人，大腦已經太習慣髖關節是九十度彎曲，所以微微彎曲在大腦裡的感受就是「根本沒有彎曲、已經很直了」。

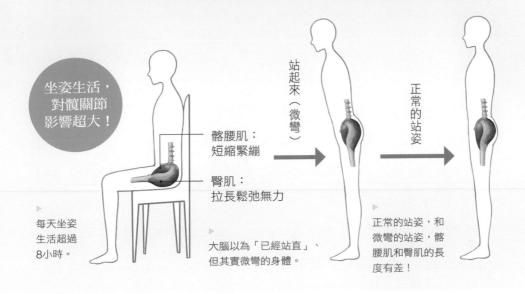

坐姿生活，對髖關節影響超大！

髂腰肌：短縮緊繃

臀肌：拉長鬆弛無力

每天坐姿生活超過8小時。

站起來（微彎）

大腦以為「已經站直」、但其實微彎的身體。

正常的站姿

正常的站姿，和微彎的站姿，髂腰肌和臀肌的長度有差！

這就是因為坐著的時間太長，導致關節本體感覺在大腦裡被錯誤設定的結果。如果帶著實際上微微彎曲，大腦卻以為已經伸直的髖關節去運動，髖關節周圍的肌肉就需要花更多的力量才能夠穩定關節。

同時，以微彎的髖關節來說，轉動軸心已經偏移，在跑跳時產生的地面反作用力，就無法順利的經由髖關節往骨盆和脊椎傳送過去，地面反作用力有一大部分會停在髖關節並給予衝擊，長期下來就會導致髖關節磨損、發炎。

諸如此類的狀況，不只發生在運動中，在日常生活中也很常見，帶著不自覺角度已經受限的關節，長期承受各種外力的衝擊，一樣會讓關節軸心偏斜、拉扯肌肉，讓肌肉緊繃，產生「緊繃痠痛→關節歪斜→肌肉更緊繃」的負面循環。

關節回正，是最重要的日常保養

受限的關節活動度會讓關節的軸心產生偏差，長期下來會磨損關

節，累積傷害，就像是車子的輪軸已經偏掉了，如果沒有進行保養、校正，就這樣一直持續開下去，剛開始都不會覺得有問題，長期下來，等到車子的轉軸已經損壞，開始產生各式各樣的故障，你才會發現，啊！原來早就已經有問題了！

人體不只需要定期的大保養、校正，還需要不斷的日常小保養，特別在運動之前，一定都要「微調‧校正」。

在運動前，先進行暖身和動態伸展，在動態伸展之後，檢查接下來運動會用到的幾個重點關節，感覺看看哪些關節太緊繃、哪些關節活動度不足，接著針對活動度比較差的關節進行放鬆、恢復活動度的動作。

這個時候並不需要讓關節做到最大活動角度，只要感覺周圍的肌肉張力是對稱、不緊繃的，關節可活動的角度符合等一下運動的需求，而且動起來的感覺順暢，就表示關節軸心已經回到正軌，這時候再開始運動，運動傷害的發生機率就會大幅降低。

利用滾筒按摩改善關節活動角度，是最簡單的方式，而且運動前用滾筒按摩，並不會影響肌力，不過要注意的是，靜態伸展卻會影響運動表現，因此運動前建議使用滾筒按摩，增加關節活動度。

即使你沒有運動習慣，關節軸心也是會偏移，而日常生活的動作，也會對關節產生衝擊與磨損，希望各位每週至少有一次，好好檢查全身關節的活動角度，好好放鬆一下關節周圍肌肉，利用書中的動作，有效校正關節的轉動軸心，這樣身體才能長長久久的用下去。

加入「按壓激痛點」的
超強筋膜放鬆法

運動前可以進行暖身型的運動按摩，運動後可以進行全身舒緩的運動按摩；如果是過度訓練，出現慢性肌腱病變，則建議可以進行深層肌腱按摩；如果運動後出現下肢腫脹，可能需要消水腫的按摩；如果是關節沾黏影響運動的話，就需要解沾黏的按摩手法。

根據需求的不同，會有各種不同的按摩方式，本書則著重在「激痛點」的自我按摩法，除了按壓之外再配合其他動作，能更有效率的讓動作中的筋膜放鬆。搭配激痛點按壓，可以處理過度訓練或疲勞運動導致的肌筋膜疼痛，恢復肌筋膜的健康與彈性，不僅可以緩解疼痛，也可以提升運動表現。

從大範圍肌群到局部痛點的全方面按摩

肌筋膜疼痛是很常見的問題，長期的姿勢不良或不當用力都是原因之一，而運動過度或運動後放鬆不足也是，因此在運動領域中，處理肌筋膜疼痛是一個很重要的課題。

然而，運動導致的肌筋膜疼痛，必須要考慮每項運動不同的動作特性，也要考慮「一整條肌筋膜線」或者「筋膜線之間」互相拉扯牽制的問題，因此按摩的位置可能不只是在局部的痛點上，需要沿著筋膜線尋找相關的其他激痛點，針對整條筋膜線中相對比較緊繃的肌肉，或者會產生比較激烈疼痛的點（激痛點），進行自我按摩。

　　如果處理完一整條筋膜線還無法緩解疼痛，那麼有可能是其他筋膜線的影響，例如，「身體後側的淺背線」因為「身體前側的淺前線」太緊繃而承受太大拉力，導致疼痛，那就要先放鬆前側的「淺前線」，才能夠達到緩解背部疼痛的效果。

　　肌筋膜按摩的方式，**可以先大範圍按摩一整個肌肉群約兩分鐘，然後加倍在激痛點上深壓（用力按壓），每次停留大約10-20秒**，直到僵硬的肌肉軟化，或者痠痛的感覺慢慢退散為止。也可以在壓住痛點之後，進行肌肉自主收縮，讓肌肉在按壓點下面滑動。這樣除了可以達到按摩的效果，也可以鬆開層層筋膜之間的沾黏，並且讓筋膜層間的液體重新分配，每層肌筋膜都可以吸飽水份。

運動完後不按摩，很容易肌肉撕裂傷！

　　視情況不同，按摩的方式也會不同，有些特殊的按摩手法，專業人士才能夠掌握，無論如何，**建議大家不管運動後是否有痠痛，都要養成按摩的習慣**，因為運動時肌肉需要收縮，才能輸出力量，且肌肉要能延長，才有辦法減速，如果肌肉都沒有被放鬆，一直呈現緊繃短縮的狀

態，那麼下次運動時就不是在訓練肌肉，而是在強迫已經短縮的肌肉繼續收縮，或者逼迫緊繃的肌肉快速拉長，這其實就是導致運動場上肌肉撕裂傷最常見的原因。

舉個常見的例子來說，很多人一下班就直接去運動，打球、慢跑等等，沒時間暖身，運動完也沒時間放鬆，常常運動到一半，突然感覺小腿像是被人用鞭子抽了一下，然後就痛到難以行走；那是因為小腿肌肉短縮、太過緊繃，張力太大，無法承受跑跳的拉力，所以就導致阿基里斯腱撕裂。

所以，有運動習慣的人，千萬別偷懶，只要會做簡單的滾筒自我按摩，就可以處理掉大部份運動後肌肉緊繃的問題了，剩下無法緩解的肌肉短縮疼痛等等，再尋求專業人員的治療即可。

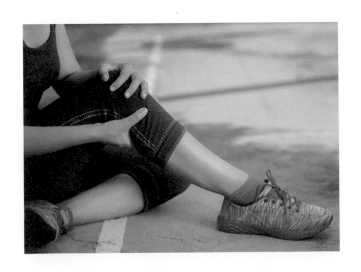

運動後，如何按摩
才能減傷・恢復？

　　運動後按摩可以讓肌肉解除緊繃，恢復應有的長度與彈性，而這也是已經有研究證實的。實驗發現，按摩對劇烈運動之後的遲發性肌肉痠痛具有改善的效果，也可以加速肌肉力量的恢復，並且降低發炎反應。

不同部位，要用不同的力道按摩

　　此外，這個研究同時也針對不同的按摩力道、頻率和時間作實驗，結果發現，對兔子來說，按摩力道10牛頓，頻率為每秒0.5下，比力道5牛頓、每秒0.25下的效果來得好。

　　然而，按摩十五分鐘或三十分鐘，對肌肉的恢復並沒有差異，所以對兔子來說，最佳的按摩參數為10牛頓，每秒0.5下，按十五分鐘即可。其實這些數字並沒有這麼重要，重要的是這個概念，**針對不同人、不同部位的肌肉，不同疲勞或者損傷狀態下的肌肉，會需要不同的按摩力道、頻率與時間**。簡單來說，按摩需要因人事時地物的差異，而有手法輕重緩急的不同。

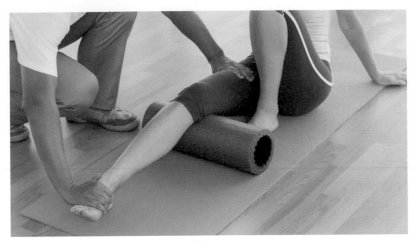
▲ 運動後的按摩放鬆，越快越好，不要拖拉！

　　因此，許多職業運動賽事的主辦單位都會聘請按摩師，幫助球員按摩放鬆，例如職業網球賽事。更高等級的選手，甚至有自己熟悉且信任的專任按摩師，在每場賽事之後都進行按摩舒緩。

　　如果你是職業選手，或者很認真運動鍛鍊的一般民眾，按摩這個步驟絕對不可以省略！否則緊繃的肌肉不僅會疼痛，也會影響運動表現，並且容易導致運動傷害。但如果可以好好按摩、放鬆肌肉，不僅可以緩解疼痛，還能加快疲勞恢復的速度，提升肌力並減少運動傷害，有這麼多的好處，按摩放鬆真的不能馬虎啊！

運動後馬上按摩，效果最好

　　運動後按摩的時間點，也會影響按摩的效果，如果運動後可以立即按摩的話，疲勞恢復的效果是最好的。二○一三年有一篇動物研究發現，運動完立即按摩，比延遲按摩（在運動四十八小時之後）的效果好；當然，延遲按摩又比沒有按摩的效果好。

簡單來說，**運動完如果可以立即按摩是最好的**，但如果無法的話，那麼也盡量不要拖太久。但即使運動完超過48小時還沒按摩，也還是要按摩放鬆，因為即使是延遲，有按摩還是比完全沒按摩還要好很多。

之前曾經有機會參觀杜拜足球隊的訓練場館，休息室除了有沐浴間之外，還有很大的冷水浴池和熱水浴池，除此之外還有按摩床，讓選手可以輪流在沐浴或水浴之後，馬上接受按摩放鬆。

運動後按摩時間與效益的比較

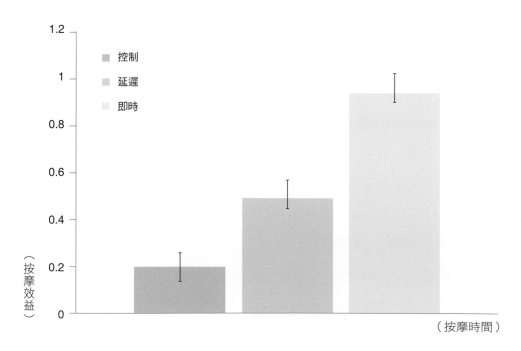

圖片來源："Massage Timing Affects Postexercise Muscle Recovery and Inflammation in a Rabbit Model "Med Sci Sports Exerc. 2013 Jun; 45（6）：1105–1112.

對於精英選手來說，這一點非常重要，尤其一流足球員的身價非常驚人，球員的健康就是球隊的資產，只要是可以幫助球員恢復疲勞、保持健康，球隊都非常願意投資。在這裡才會看到真正的「運動後立即按摩」，就應該是設在球員休息室內，在訓練之後或沐浴之後，也就是在球員走出場館之前，就已經完成運動後的按摩放鬆；畢竟，球隊也無法掌握球員走出場館之後是否會認真放鬆，不如直接就在場館內完成。

日常生活中，按摩前後一定要補充水分

如果不是運動後的恢復按摩，也不是為了治療疼痛，只是為了一般保健的話，那麼該在什麼時間按摩比較好呢？其實在任何時間都可以，只要在按摩的前、後，補充足夠的水分，讓肌肉和筋膜可以趁按摩的時候補進缺乏的水，那就是有效按摩的關鍵。

雖然說什麼時候都可以進行一般的按摩，不過，一天當中的**最佳按摩時間點，是每天睡前一小時**，因為在按摩之後，就可以放鬆躺下來、睡個好覺。

在按摩之後，因為全身肌肉筋膜放鬆，平躺下來的話可以去除重力的影響，讓全身的筋膜系統可以重新適應、調整張力，此外，在睡眠期間，肢體與腦部的活動都靜止了，此時就是身體進行深度修復的最佳時機，可以趁這個時候修復肌肉的損傷或者筋膜的短縮變形。建議大家可以養成每天睡前用滾筒自我按摩的習慣，對全身肌肉筋膜系統的健康是非常有幫助的。

按摩疤痕，
是復原的重要關鍵

　　受傷或者開刀之後，可能會在身上留下或大或小的傷疤，你可能以為傷口癒合了就好了，其實，傷疤會對人體造成一定的影響，取決於疤的深淺和大小。

　　疤痕會影響人體的原因，要從肌筋膜系統說起。肌筋膜貫穿全身，無所不在，其分佈的密集程度和神經、循環系統一樣，而肌筋膜系統大致上分成淺層與深層兩種，一般外傷的傷口留下的疤痕都是淺層的，但如果是外科手術留下的傷口，大多是同時破壞了淺層與深層筋膜，因此，手術疤痕的沾黏大抵上來說是比較嚴重的。

影響筋膜健康的疤痕組織

　　肌筋膜就像是我們穿在身上的一件緊身衣，如果想要活動自如的話，這件緊身衣要能夠自由延展（肌筋膜能被拉長）和滑動（不同層的筋膜彼此之間可以順暢的滑動），但是，疤痕組織就是肌筋膜被破壞之後又重新生長出來的結締組織，這些新生的結締組織除了延展性不佳之

外，也容易沾黏到其他筋膜層，會讓肌筋膜的滑動不順暢。

　　一個小小的疤痕，就像是用針線將緊身衣的小破洞縫起來，而一個大疤痕就像是緊身衣上的大補丁，這些都會造成這件緊身衣的延展性、彈性和滑動性變差，因此，我們必須要慎重地看待疤痕組織對人體所造成的影響，要儘量改善疤痕組織的延展性，並且減少它黏到其他筋膜層，才能維持筋膜的滑動性。

徒手、拔罐和巫毒帶的鬆筋膜

　　最簡單的方式就是以徒手按摩扯、推拉筋膜。首先以疤痕為中心，將疤痕往上、下、左、右四個方向拉，你會發現，疤痕往某個方向拉的移動距離相對是比較小的。

　　例如，（疤痕）往下拉時，感覺最緊繃、移動得最少，那就表示疤痕處的筋膜往下方移動最困難，因此我

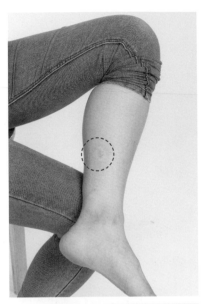

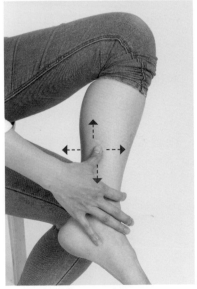

▲ **徒手疤痕鬆動術**：用手將疤痕往四個方向拉，最緊繃、最不好移動的，就可能是疤痕組織沾黏。

們要增加疤痕處筋膜往下滑動的能力。做法是用手將疤痕組織壓住，然後往下方推或者拉，反覆操作，漸漸地，你會發現疤痕往下方移動的距離慢慢變長，也不再那麼緊繃了。

如果你覺得用徒手推拉扯太辛苦的話，那麼有兩種工具可以使用，第一是拔罐（中醫的傳統拔罐、改良式的抽真空拔罐、新式的塑膠筋膜拔罐），其實這是一種治療筋膜粘黏的好工具，輕吸力的拔罐可以將淺層筋膜吸起來，而重吸力的拔罐則可以同時吸起淺層和深層筋膜。圖中的新式的矽膠拔罐器，體積小、材質輕，經過醫師指導後，也可以自己操作。

除了將筋膜吸起來之外，還可以利用「滑罐」的技巧，也就是吸起筋膜之後，將拔罐器往某個方向移動，這樣就可以讓拔罐器下的筋膜隨著移動，不斷地被吸起、放下，對於增加筋膜的延展性和改善筋膜的滑動性非常有幫助。

或者也可以讓拔罐部位的肌肉進行收縮、放鬆的主動動作，同樣可以讓拔罐下的筋膜產生滑動、按摩的效果。

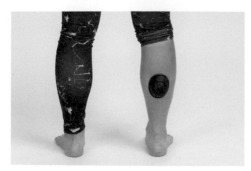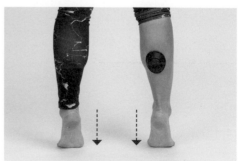

▲ 墊腳收縮小腿肌肉，放下腳跟放鬆，活動小腿後的筋膜。

另外有一種工具是巫毒帶（flossband），外觀看起來跟彈力帶很像，但是彈性比彈力帶強，寬度比較窄，厚度也比較厚。

　　使用時，先選定一個想要放鬆的位置，拉緊巫毒帶（大約50%的張力，也就是說把10公分的帶子拉長到15公分），從肢體的遠端往近端纏繞，每一層纏繞重疊大約帶子一半的寬度，例如圖中要放鬆手肘關節，就將巫毒帶從靠手腕的部位、也就是前臂約一半的部位開始纏起。纏繞好之後，反覆進行肌肉的收縮或關節的彎曲伸直等動作。

　　經由這些主動的動作，讓肌肉或者關節在纏得很緊的巫毒帶下面來回滑動，其實就像是在利用巫毒帶來按摩肌筋膜一樣，反覆幾次（注意！纏繞的總時間不要超過兩分鐘，否則肢體遠端的神經與循環會被過度壓迫，出現麻木蒼白甚至發紫等現象）之後，把巫毒帶解開，你會發現肌筋膜放鬆了，關節活動度也增加了。

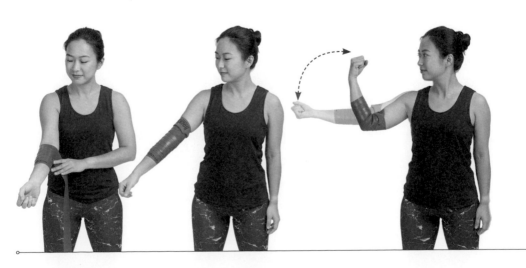

▲ **巫毒帶**：纏繞在想放鬆的部位後，做收縮或彎曲、伸直的動作。

傳統拔罐的
筋膜修復運動科學

　　拔罐在體育界開始風行，應該是從2016年的奧運開始。當年在游泳比賽的轉播中，名將菲爾普斯的肩頸上有數個明顯的拔罐痕跡，這個傳統的治療方法才廣為被討論及應用。

拔罐居然是一種肌筋膜的按摩？

　　拔罐是利用利用拔罐杯內的負壓，將拔罐杯吸附在皮膚上，並將皮膚下方的皮下組織、筋膜與肌肉拉起來，可以靜置一段時間，或者是在皮膚上慢慢的移動拔罐杯，讓拔罐杯在皮膚上滑動，稱為滑罐。

　　簡單來歸類拔罐的作用，大約有以下四點：

　　（1）增加局部血流，進而加速代謝廢物的清除，增加局部組織的血液供應；（2）提高疼痛閾值；（3）拉伸筋膜，創造筋膜層間的相互滑動，增加筋膜層間的空間，並提升關節活動度；（4）藉由對局部組織創造的微小破壞，提供組織再生修復的機會。

　　目前體育界主要是將拔罐應用在降低訓練後的疼痛，加速疲勞恢復，以及增加關節活動度。若以實證醫學的角度來探討的話，研究指出，拔罐對於下背痛和頸肩部疼痛的證據等級是「低度」到「中度」，對於足底筋膜炎與軟組織的僵硬是「低度」，對於關節炎和遲發性肌肉酸痛則是「非常低度」。

對於肌肉疲勞的恢復，拔罐之後的立即效果比不上二十四小時後的效果，因此，如果是想要利用拔罐來加速肌肉疲勞的恢復，盡量在前一天就拔罐喔！

解決激痛點，拔罐效果比滾筒好

此外，也有研究比較拔罐跟滾筒按摩分別對於放鬆後大腿肌肉的效果。研究發現，拔罐的效果優於滾筒按摩，不過這只是單一研究的結果，並不代表拔罐就一定比較好，但拔罐相對於滾筒的確有一些優勢。

首先，**拔罐可以針對肌肉中的特定痛點或者緊繃的點，更針對性的去放鬆**，而滾筒的優勢是大面積的放鬆，對於特定局部的放鬆效果肯定不如拔罐這麼強。其次，拔罐是負壓，可以創造出筋膜間更大的空間，而滾筒按摩對於組織來說是正壓，無法創造筋膜層間的空間，對於鬆解筋膜層間的沾黏的效果可能就會比較差。

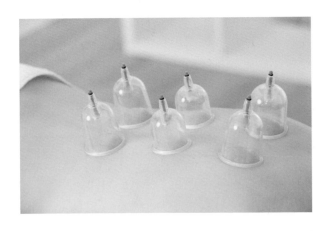

拔罐通常無法因為疼痛而閃躲掉，而自我滾筒按摩通常壓到痛的地方，大家就會自然的快速滑過，或者輕輕帶過，因此，局部沾黏最嚴重的點反而接受到的按壓是最少的，這也有可能導致滾筒的效果變差。

　　根據目前的這些研究，拔罐的使用方式跟時機，歸納下來有幾點可以跟大家分享：

　　（1）對於改善頸肩背部疼痛，效果最好。（2）對於恢復肌力，24小時後的效果比立即效果好。（3）利用滾筒做大範圍的放鬆，利用拔罐來針對局部痛點或者沾黏處做有效的鬆解。（4）拔罐可以提升局部血流，有助加速代謝廢物的清除，促進肌筋膜疼痛的激痛點恢復正常。（5）對血管或組織造成輕微破壞，可以加速局部受損組織再生修復，對於組織慢性癒合不良的狀態或許可以考慮使用。

　　拔罐的副作用不大，只要不要放在危險的部位，例如眼耳鼻口和頭頸部等，並且本身沒有凝血功能的障礙，使用的時候要小心負壓不要太高，或者一次拔太多罐造成身體無法負荷，拔罐一般來說安全性是很高的。

　　尤其現在有許多軟式拔罐器，相對就更安全了，因為它並非是利用抽真空的方式去創造負壓，而是利用擠出軟拔罐器裡面的空氣去創造負壓，這種負壓通常都很小，就能夠避免負壓太高可能導致的風險，軟式拔罐就變成一種保健器材，而非醫療用品了。

　　建議大家在運動或者訓練後，除了可以用滾筒來放鬆之外，也可以利用拔罐加速恢復，並且加強止痛鬆解的效果。

Chapter 6

伸展：使動作靈活、穩定身體的助攻技巧

讓筋「有彈性」，
是伸展的真正效用

　　相信大家都曾有過「拉筋」的經驗，國小國中時，每當上體育課之前，老師都會帶著大家拉筋；或者是大家已經習慣了，覺得身體感覺哪裡緊繃、卡住或痠痛時，就會覺得要伸展一下，或拉一拉覺得緊繃處的筋。不過，「筋」到底是什麼呢？

拉長肌腱、放鬆肌肉的「拉筋」

　　一般人對於「筋」的認知，可能是肌腱，就是看起來白白的、吃起來很軟Q的部分，但其實筋不只有肌腱，「筋」真正的意義是「有力量的肉」，因此應該包含「肌肉」和「肌腱」。以人體構造來說，肌肉的末端演變成肌腱，然後再藉由肌腱連接到骨頭上。

　　肌肉的功能是收縮產生力量，這些力量經過肌腱傳送到骨頭上，而肌腱為了要承受力量，演化成非常緻密且強壯的組織，因此，肌腱常見的問題，就是容易變得太短、太硬，而肌肉如果長期過度的收縮，則會變得太緊、太繃。

因此，拉筋不能只想著要把肌腱拉長延伸、越軟越好，應該也要能放鬆並軟化緊繃的肌肉，這樣才是正確且有效的拉筋。

太軟Q的筋，反而無法保護身體！

　　一般來說，柔軟度會隨著年紀增加而逐漸變差，如果都不拉筋的話，筋自然會慢慢的隨著時間變短變硬。也因為如此，「拉筋」在現代成為一種顯學，有很多提倡拉筋的說法跟書籍，也有很多拉筋的運動課程。

　　不過，大家往往忽略了幾個很重要的問題，雖然說筋變短變硬是不好的，但筋拉得越長就越好嗎？筋拉得越軟，就比較不容易疼痛或發生運動傷害嗎？

　　以上兩個問題的答案，都是否定的。筋並不是越長越好，舉例來說，很多舞者的筋都拉得很長很開，能夠表演出很多凹折、延伸身體肢體的動作，但舞者們還是一樣有許多疼痛問題與運動傷害，而且發生的機率，也不比筋很硬的一般人少，這到底是為什麼呢？

　　首先，前面已經說過，筋就是肌肉與肌腱的組合，是要用來發出力量並產生動作，**如果筋拉得太長，肌肉收縮的距離就會增加，要產生相同的動作相對就會比較費力，因此肌肉力量會降低**，產生力量的速度會變慢，敏捷度也會變差；對需要最大肌力或者爆發力的運動項目來說，如果把筋拉得太長，肌肉和肌腱太柔軟，運動表現反而會變差。

　　成績好的短跑選手，他們的小腿肌肉與阿基里斯肌腱都不會太柔

軟，反而都有一定程度的硬度與張力，因為這樣跑起來時，反彈的力量才會比較大、也比較快，力量不會耗費在軟趴趴的肌肉裡面。

　　其次，筋（肌肉和肌腱）是包圍在骨骼與關節周圍的組織，協助韌帶一起穩定關節，如果把筋拉得太長太鬆，筋就無法提供約束的力量，關節就變得不穩定，扭傷的風險當然就會提高。在這種情況之下去運動或者比賽，當然就很容易發生運動傷害！所以，拉筋拉過頭非但不能保護關節，還有可能會導致疼痛或者傷害。

　　基於以上這兩個原因，希望各位忘掉「筋拉得越長越好」的老舊觀念，讓筋有適度的彈性和完美的張力，可以讓身體快速的做出動作，有效率的傳遞力量，同時也可以好好的保護、穩定關節，才是正確的拉筋伸展。

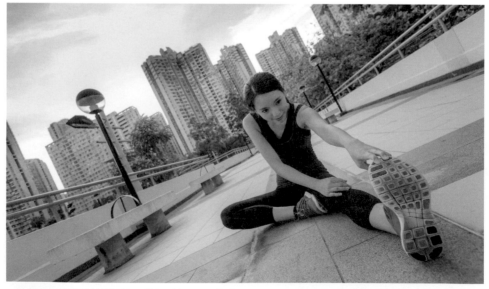

▲ 拉筋伸展並不是越鬆越好，「有彈性」才是標準。

放鬆真正緊繃的地方，
伸展才有效

伸展的方式有很多種，每種都有各自的特點；除了比較為人所知的動態伸展和靜態伸展之外，還有一個是目前專業的防護員和運動員都在做的「PNF伸展法」。

（1）動態伸展：

一般在運動前進行，在暖身的章節已經做過介紹。

（2）靜態伸展：

最傳統且最為人所熟知的拉筋方式。舉例來說，弓箭步可以拉小腿後側的筋，因此保持弓箭步的姿勢約二十秒後，就可以明顯感覺小腿後側伸展開來。

靜態伸展通常是在運動後執行，因為運動之後，肌肉變得比較緊繃、短縮，需要比較長時間的伸展來延展肌群的長度，並且降低肌肉內的張力，建議靜態伸展要大於十五秒，效果比較好。

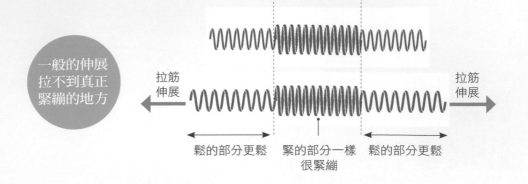

一般的伸展
拉不到真正
緊繃的地方

拉筋
伸展

拉筋
伸展

鬆的部分更鬆　緊的部分一樣　鬆的部分更鬆
　　　　　　　很緊繃

（3）「PNF伸展法」：

全名是「本體感覺神經肌肉誘發術」，可以降低肌肉內張力，並且放鬆肌肉內真正緊繃的部分，在書中「伸展動作」的全部動作，都是用這種方式。

PNF伸展法和其他兩種伸展法有什麼不同？又為什麼可以「放鬆真正緊繃的肌肉」呢？

提高肌肉柔軟度、完全放鬆的專業級伸展

相信大家都曾經有過這樣的經驗，有時候不管怎麼努力、用力地拉筋，緊的地方依然還是很緊，沒有拉開放鬆的感覺，到底是為什麼呢？

首先，肌肉是由千千萬萬條肌肉纖維所組成，如果我們把一條肌肉纖維想像成一條橡皮筋，那麼肌肉就是由千萬條的小橡皮筋綁在一起形成的一大條橡皮筋繩。其中，這些小條的橡皮筋，每一條鬆緊度都不同，當我們做伸展動作的時候，就像是拉住這條大繩子的兩端，然後左右拉開。

但是這條橡皮筋繩並非均勻地被拉開，並非每個區段都等比例的延伸，反而是比較鬆的地方被拉長得多，但是比較緊的地方被拉長得少，這樣一來會導致橡皮筋繩當中，鬆的區段變得更鬆，而比較緊的區段還

是依然很緊。靜態伸展的拉筋法，對一大條肌肉來說雖然的確會有放鬆的效果，但往往是這條肌肉內原本鬆的地方伸展多，而原本緊繃的地方卻伸展少，這樣的伸展效果其實並不好。

那麼，到底要怎麼破解這個難題呢？要如何讓緊繃的地方也能伸展開來呢？

其實，只要利用肌肉的自主收縮、放鬆，配合拉筋，就可以把一般靜態拉筋伸展無法放鬆的局部肌肉給放鬆開來，也就是PNF伸展法和靜態伸展不同之處。

先「自主收縮」肌肉，讓緊繃部分完全伸展

在這個伸展方法中，所使用的肌肉收縮方式為「等長收縮」，也就是在不改變肌肉長度的前提之下，自主收縮肌肉。此時如果用放大鏡來檢視肌肉內收縮的狀態，你會發現肌肉內比較鬆的部分，縮短幅度比較大，因此「鬆的肌肉」一收縮，就可以自動去拉「緊的肌肉」。

這樣一來，先自主等長收縮肌肉時，就能使整條肌肉內比較緊繃的部分，得到更多的伸展（相較於較鬆的部分）。很多選手在訓練或者比賽之後常會使用這種伸展，在一般的靜態伸展之後，運動傷害防護員會幫選手在特別緊繃的部位，執行PNF伸展法，目標就是讓原本用靜態拉筋怎麼都拉不到的地方，也就是相對緊繃的肌肉區段能真正地放鬆並伸展。

如果可以搭配一般的靜態伸展來進行，不僅可以將縮短的肌腱給拉長，也可以完全放鬆緊繃的肌肉。在PNF伸展之後，不只會感覺到肌肉拉長，也會感覺肌肉內的張力降低，這種感覺是靜態伸展所做不到的。

拉筋的時機，
會影響運動表現

　　現在運動圈的觀念是運動前可以做動態伸展，但不可以做靜態伸展。研究發現，運動前如果做靜態伸展，力量會變差——自從這個研究發表之後，大家就不在運動前做靜態伸展了。不過，運動前真的不可以做靜態伸展嗎？會不會有哪些運動在運動前是必須要做靜態伸展的呢？

運動前拉筋，反而讓肌力下降？

　　如果更深入來看「運動前靜態伸展，會影響肌力」的研究，會發現要拉筋很長的時間才會真的降低肌力，一般來說，拉筋時間超過三十秒，才會明顯降低肌力，因此只要把拉筋的時間控制在三十秒之內就好了；更保守一點來說，**如果想要在運動前做靜態伸展，那麼就不要超過二十秒**，應該就不至於有讓肌力下降之虞。

　　而某些運動需要具備身體某些部位的良好柔軟度，表現才會好，舉例來說，跆拳道會需要腿能夠踢很高、舞蹈表演者就必須能夠劈腿等等。如果你要進行的運動項目，會需要很好的柔軟度，那就必須在運動

前把筋拉開才行

　　如果是屬於上述這些運動，那就可以在運動前用靜態拉筋，同時注意每個肌群拉筋的時間不要超過三十秒、最好控制在二十秒之內，以及拉筋伸展完畢後，可以收縮一下剛才伸展開來的肌群，這個技巧就是用自主收縮的方式叫醒剛剛放鬆的肌肉，使肌肉長度恢復正常、回到備戰狀態，以便隨時都可以進行下一次收縮用力。

　　至於比較規律的運動項目，通常是耐力型的項目，並不需要輸出爆發力，也不需要快速轉換方向的敏捷度，例如自行車、馬拉松或游泳；這些項目需要身體不斷重複一樣的動作，身體的肌肉和肌腱要具備一定的彈性與剛性，如果太鬆、太長，運動表現會變差，因此這類的運動，並不建議在運動前進行靜態伸展。

　　此外，以下兩種狀況時，最好不要做靜態的拉筋伸展：

　　（1）在極高強度的訓練（例如TABATA間歇式訓練、HIIT高強度間歇訓練等），或者比賽後。 尤其是很多離心收縮訓練之後，肌肉會有較多的微小撕裂發炎，因此不適合立即做靜態伸展，肌肉損傷會更嚴重。

　　（2）肌肉在休息的狀態時，也就是當身體還沒熱開時。 這時候如果直接做靜態拉筋，有可能會造成肌肉的損傷。

伸展與按摩，不能互相取代！

　　有些人會覺得按摩與伸展都是放鬆的方式，因此不需要兩個都做，

只要做其中一項就可以了。但是這兩種方式，並不能互相取代！

　　「伸展」是把不斷收縮的肌肉恢復原本的長度，如果再搭配PNF伸展法，則可以降低肌肉內的張力；「按摩」是藉由壓力，放鬆肌肉內比較僵硬的局部，此外還可以放鬆筋膜和肌肉，也可以藉由壓放的動作，讓水分均勻分佈到肌肉筋膜內。因此，拉筋與按摩各有優缺點，最好是兩者都要做喔！

　　但是，**如果運動後真的沒時間同時做按摩和伸展，可以趁運動後、身體還熱著時先做伸展拉筋**，但如果當天運動很激烈、肌肉已經有點損傷的話，就不應該立即伸展。雖然在按摩的章節中有提到，運動完馬上按摩的效果最好，但比起伸展來說，比較不這麼急迫，運動後再找一個時間按摩即可，可以是當天洗完澡之後，或者是隔天，或者每週固定找一兩個時間來好好按摩，也是可以的。

　　即使沒有運動習慣，或是已經很久沒運動了，伸展和按摩對身體來說是很好的保養方式。正因為沒有運動，身體已經習慣角度小、不費力的活動方式，肌肉和肌腱短縮、緊繃的狀況一定很驚人，利用專業級的PNF伸展法，讓平常伸展不到的緊繃肌肉完全放鬆，讓肌腱重新恢復彈性，負起穩定關節的約束力量；一旦達到肌肉和肌腱放鬆、柔軟的效果，自然就能減少各種肩、頸、腰、膝疼痛緊繃的現代文明病了。

Chapter 7

訓練：維持肌力和活動力的基本練習

肌肉不是練「大小」，
而是「收縮力」

　　肌肉的收縮有三種方式，向心收縮、等長收縮和離心收縮，也就是肌肉收縮時的長度變化，向心收縮是長度變短，等長收縮是長度不變，離心收縮則是肌肉長度變長。

三種收縮方式，決定你的活動力！

　　這三種肌肉收縮的方式在日常生活中各有不同的意義和功能，分別說明如下：

・向心收縮：**負責給物體一個速度。**

　　例如：丟東西、踢東西、跳起來等等。

・等長收縮：**維持姿勢。**

　　例如：抱著小孩，提著菜籃，站著不動等等。這些當身體呈現這些靜態姿勢的時候，還是需要肌肉持續收縮的。

・離心收縮：**減速、緩衝的動作。**

例如：跳起來之後的落地蹲下、衝刺之後的減速停止、把球加速打出去之後的減速收拍，以及把手裡的東西舉起來然後慢慢放下等等。

　　日常生活中，這三種肌肉收縮的模式都非常重要，影響最基本的人體活動能力，缺一不可。

肌肉拉長時，最容易受傷

　　以上三種肌肉收縮的模式中，「離心收縮」跟運動傷害的發生最為密切，因此，本書中的訓練動作，都是「減速訓練」，也就是「離心收縮能力」加上「減速技巧」，目的是要讓肌肉在不被拉傷的情況之下，有控制的慢慢延長，慢慢的降速，這樣一來減速的能量才能夠慢慢被吸收、被釋放。

　　如果肌肉不能慢慢延長，這些衝擊的能量（如落地、突然停止、轉向等）就無法被好好釋放掉，容易撕裂、拉傷肌肉和肌腱，甚至導致關

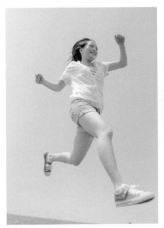
▲ **向心收縮**，例如跳起來，肌肉長度變短。

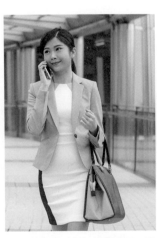
▲ **等長收縮**，例如提著東西，肌肉長度不變。

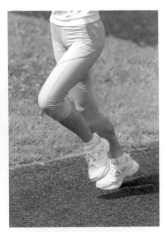
▲ **離心收縮**，例如衝刺後減速，肌肉長度變長。

節韌帶或軟骨破裂磨損。在現實生活中，能舉起東西並不難，**難的是要能把東西慢慢放下**，提得起、但卻放不下，才是導致受傷最主要的原因。

想像一下，當高高跳起來的時候，需要大腿前側的股四頭肌進行向心收縮（肌肉縮短），但落地的時候就需要股四頭肌進行離心收縮，也就是肌肉長度要拉長，同時肌肉也要維持住一定的張力，這時候有三種導致受傷的情況：

（1）如果股四頭肌的長度沒有辦法慢慢拉長，落地時，雙腳承受的地面反作用力會將股四頭肌撕裂，導致拉傷。

（2）肌肉雖然拉長，但無法保持一定的張力去承受身體的重力加速度，當雙腳一落地時，雙膝關節就會承受重力加速度的衝擊力，造成關節損傷，甚至膝關節會直接撞到地面，不過這是比較極端的現象。

（3）現實生活中最常見的情況是第三種，也就是股四頭肌的長度雖然有變長，但卻不夠長，股四頭肌雖然有保持一些張力，但是卻不夠多，這樣會同時拉傷肌肉肌腱，也衝擊膝蓋關節，長時間下來，不僅會導致肌腱病變，也會導致關節退化發炎。

其實不只是運動過程中，連一般日常生活都有許多減速動作，就是因為這些動作做得不夠好，才會導致這麼多的拉傷、扭傷和關節損傷，即便是專業的選手，很多人也因為減速做得不好而受傷。不僅是運動員，**一般人要避免各種因「動作」而產生的損傷，減速訓練正是預防傷害、維持活動力的重要訓練。**

只練肌力，關節還是會受傷

減速訓練的好處，是透過肌肉離心收縮的訓練，讓肌肉緩緩拉長，並維持足夠的張力，避免拉傷肌肉和肌腱，減低關節的衝擊以避免磨損；好的減速訓練可以大幅減少肌肉骨骼系統的傷害，包含避免肌肉拉傷、減少肌腱發炎、減緩關節退化、減輕骨骼的負擔……等，不但可以預防運動傷害，也可以減少退化性關節炎的發生率。

「不受傷」對於運動員來說是非常重要的（當然，對一般人來說也很重要），只要身體能保持健康，肌力和體能才會隨著訓練持續提升，不會有因傷中斷訓練以致體能退化的情況發生，甚至也可說減速訓練能幫助提升運動表現。

離心收縮訓練的重點在於「慢」，放得越慢、離心收縮訓練的效果越好。「減速技巧」主要著重在身體重心的落點與關節間的相對位置，如果身體重心落在不對的地方，或者相鄰關節之間的偏移太大，一樣會對肌肉、骨骼和關節產生損害，因此訓練的重點除了「慢」（減速），還要「穩」，不求「快」、不能「偏」。

減速訓練有預防運動傷害的效果，並能提升對關節的保護力，與一般的肌力訓練不同，目標是希望大家可以透過訓練變得更健康，並避免因運動對身體造成的任何傷害。所以，**肌肥大或者最大肌力都不是重點，緩衝減速的各種動作訓練，才是維持身體基本運動力的關鍵能力。**

除了減速，
關節活動角度也很重要

　　減速訓練就是離心收縮訓練，而除了「慢」這個主要概念之外，在做減速訓練時，還要注意幾個細節，能讓訓練的效果更好：

（1）離心收縮動作時，越慢越好

　　向心收縮的時候，動作可以快，大概一～二秒到位，離心收縮的時候則一定要慢，大約要花四～六秒，也就是「慢慢放下」。在慢慢放下這個過程中，就是在挑戰肌肉離心收縮的能力，越慢越難，但越慢越好。

　　想像一下，如果手上拿了一個重物，用一秒鐘把它放到地上比較簡單？還是用六秒鐘呢？放下時當然是越快越輕鬆，甚至直接丟下是最簡單的。在健身房裡面，會看到已經筋疲力竭的健身者「砰」地一聲鬆手讓槓鈴直直摔落地面，因為已經沒有力量把槓鈴慢慢地放下了！

　　放下的速度越慢越難做到，對肌肉的刺激越大，訓練效果就越好，不管用了幾秒鐘將物品提起，要儘量用最慢的速度放下。以深蹲為例子

的話，可以用一～二秒的速度站起來，但是蹲下時，盡量用四秒以上的時間，慢慢蹲到定點，這就算是離心收縮訓練，**而重量訓練的每個動作，都可以利用「快收慢放」的方式，加強肌肉離心收縮力的鍛煉。**

（2）訓練的動作，儘量做到全關節活動角度

所謂的「運動訓練」跟「日常活動」的差別，就在於是否有做到「全關節活動角度」，就是某個關節能夠彎曲或者伸直最極限的角度。

一般日常生活的動作，通常不需要用到全關節活動角度就可以輕易達成。例如穿鞋子，我們會坐在小凳子上，然後把腳抬起來穿，這個動作髖關節和膝關節都只有彎曲90度，再加上髖內轉和一點點彎腰，就可以完成動作。

當然你也可以更懶惰一些，直接把腳套進鞋子，再用鞋把穿好鞋。這兩種穿鞋子的方法都沒有將髖關節、膝關節或者踝關節動到最極限的角度。

那為什麼運動訓練就要做到全關節活動角度呢？姑且用準備考試來打個比喻，如果每次考試，只要讀百分之六十就可以輕鬆考過，那你就不會想要多讀、多準備一點，久而久之，你的實力就只有那六成，一旦哪天考試的難度突然提高，肯定就考不過。

正確面對考試的方式，就是不管以前試題有多簡單，每次準備考試都全部讀完，這樣一來，不管考題怎麼出，都不怕考差。肌力訓練的道理也一樣，如果平常訓練時就沒有練到全關節活動角度，等到有一天需

要用到的時候，就一定會受傷。

正確的訓練就像是準備考試一樣，要動到全關節活動角度，要動到日常生活中不太可能動到的角度，不同的活動角度就會用到不同的肌肉纖維，只有動到全關節活動角度，才會練到肌肉裡面不同的肌纖維，這樣的訓練才夠周全，才能夠應對各種動作的挑戰。

（3）用單關節動作訓練，強調提升離心重量負荷

單關節動作是指在動作的過程中，只有一個關節產生活動，其他所有的關節都是固定不動的，如果要利用單關節動作來做減速訓練，那麼訓練的重點在於提升肌肉離心收縮力量。

單關節動作比起多關節動作穩定非常多，比較不容易受傷，**因此可以在單關節訓練過程中逐漸增加重量負荷，刺激挑戰肌肉。**訓練過程中要注意，該動的關節軸心不要偏掉，其他關節要固定不動。

（4）多關節動作訓練，可嘗試各種動作形態

有好的單關節離心收縮肌力做為基礎之後，就可以開始嘗試多關節離心動作訓練。多關節動作比較具功能性，日常生活和運動中，大部分的動作都是多關節動作，**如果多關節動作的離心減速動作練得好，那麼在日常生活中受傷的機率就會大幅降低。**

多關節的動作訓練還有一個目的，那就是培養動作形態的多樣性，這些日常生活中常常會做的多關節動作，如果有許多替代的動作模式，就不會一直依賴某一個關節，導致過度使用、避開某些不習慣使用的關節。

簡單來說，動作的選擇性就很像是道路，如果沒有選擇，只有一種方式，就像是只有一條道路，那就很容易會塞車，但如果動作有很多選擇性，就好像有好多條道路可以選擇、替代，那就不容易塞車。

在進行多關節的動作訓練時，除了離心減速慢慢做之外，記得可以幫身體多開幾條替代道路，多方嘗試不同的動作模式，試著每次用不同的關節為主去完成動作。

（5）動作模式和品質同樣重要

雖然說減速訓練主要靠的是肌肉離心收縮的能力，但如果減速的技巧，也就是動作模式和動作品質不好的話，即使有很強的離心收縮肌力，還是會受傷。

以跳躍落地為例子，落地的時候，最完美的狀態是膝關節對著第二腳趾，如果膝關節的中心點比第二腳趾還要往內偏移的話，膝關節內側韌帶就容易拉傷；反之如果往外偏移的話，那膝關節的外側韌帶就容易拉傷。即使是有好的肌肉力量，但是無法將骨骼關節維持在正確的軌道上，一樣有可能受傷。

此外，動作的品質也不能妥協，例如肌肉已經疲勞了，還勉強要做訓練，或者是腿已經很痠了，但是還是撐著多打了一場球，這種時候都非常容易受傷。肌肉的疲勞痠痛會影響動作的品質，所以在痠痛疲勞的情況之下勉強訓練，不僅沒有效果，還會增加受傷的風險；如果自覺動作品質開始下降，就要立刻停止訓練，再苦撐下去也只是浪費時間而已。

肌腱也能訓練，一次十分鐘就好

大家都知道肌肉可以訓練，不僅可以練肌肥大（肌肉大小），還可以練最大肌力和肌耐力。至於肌腱和韌帶的厚度，一直以來都認定是由先天基因決定，肌腱和韌帶對訓練沒有反應，無法經由鍛鍊而增生。但其實肌腱和韌帶對於重量負荷是有反應的，會因為訓練而變大變壯。

研究發現，西洋劍或者羽毛球運動員，他們前腳（慣用右手的人通常是右腳）的髕骨肌腱比後腳的更粗，大約更粗大二十～三十％，然而肌腱內的核心膠原蛋白（core collage）結構，其實從十七歲到七十歲之間都不會被汰換（turn over），也就是說肌腱變粗大，並不是因為肌腱纖維數量變多，而是因為在主幹道上加入膠原蛋白旁支（successive ring），加入的膠原蛋白旁支越多，肌腱就越粗大。

那麼該如何訓練肌腱呢？肌腱與肌肉的細胞，對於重量訓練的適應方式不同，肌腱細胞不像肌肉細胞對重量訓練能夠持續保有反應，肌腱細胞對於訓練的反應很快就會停止，當訓練開始「十分鐘」之後，肌腱對於訓練的反應就停止了。

不僅是反應很快就停止，還要等到「六個小時」之後，肌腱對訓練才會再度有反應。換句話說，**如果想要訓練肌腱，只需要練十分鐘就夠了**，如果覺得十分鐘的刺激不夠，還想練更多的話，要間隔至少六個小時之後再練，才會產生訓練的效益喔。

Chapter **8**

疼痛、受傷後，
從治好到預防的修復過程

是痠痛？
還是受傷？

　　在看診時，常常聽到病人說：「這個痛已經很久了，原本想說休息一陣子就會自己好起來，所以就沒有看醫生，也沒有接受治療……但過了幾個月下來，發現根本沒有好，所以『只好』來看醫生了。」

　　從病人的說法中可以聽得出來，他並非不想儘早治療，而是無法儘早發現一個事實：「這不是單純的運動後痠痛，而是已經受傷了！」很多運動員的病人都是因為這樣，才導致延誤就醫時機。

受傷時拖越久，復原時間就越長！

　　運動傷害最忌諱的就是「拖」，因為治療運動傷害就是要「儘早發現，儘早治療」，如果可以越早治療，至少損傷的範圍就不會繼續擴大，而且損傷的範圍越小，修復的速度就越快，復健訓練就可以越早開始進行。

　　如果復健訓練可以及早開始，肌力就能夠比較快恢復到受傷前的水準，因為肌力通常會在休息期間快速流失，如果可以縮短休息的期間，

肌力流失越少、就更容易練回來。所以，受了傷卻忍著不休息不治療，或者是害怕一旦休息不動肌力會下降，其實這都是最笨的想法，「拖」只會讓傷勢越來越嚴重，讓復原的時間越拉越長。

舉例來說，發現大腿輕微拉傷三天了，如果可以立即休息好好治療，可能一週後就會完全復原；但如果忍住痛、繼續訓練運動，拉傷撕裂的範圍就會越來越大，等到肌肉真的出現撕裂破洞的時候，通常都是選手已經痛到影響運動表現，無法正常比賽的時候，如果等到這種時候才要休息治療的話，那就不是幾天的事情了，常常都需要幾個月，甚至半年才能夠復原。

因此，**小傷小痛就要儘早治療，當機立斷停止練習，不要等到拖到大傷大痛，就要休息更長更久的時間，甚至造成無法復原的傷害。**不過，到底要如何儘早發現小傷小痛？什麼樣的痠痛是正常的？什麼樣的痠痛又是不正常的呢？

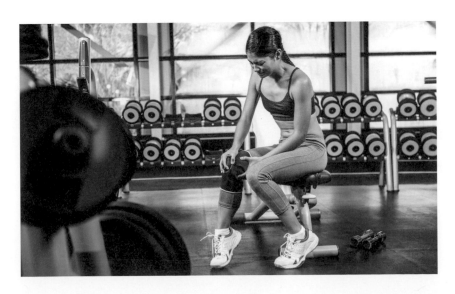

從位置和持續時間，分辨是否為運動傷害

運動傷害和一般痠痛有五個最大的不同，只要留意以下的疼痛特徵，就可以早期發現，並盡早治療。

（1）疼痛不對稱出現。

運動傷害剛開始的時候，通常是單側先發生，身體兩側同時發生運動傷害的機率其實不高。相反的，運動後的痠痛則通常會在身體的兩邊對稱出現，而且疼痛的程度是差不多的。所以，如果運動後感覺身體的某一邊特別不舒服，那就很可能不是一般的痠痛，要盡早處理。

（2）疼痛集中在某個點。

運動傷害因為是某個特定組織受傷，因此疼痛的感受比較明顯且集中，也就是可以用一個手指頭指出來到底疼痛在哪裡。而運動後的痠痛感則是比較大範圍，不會集中在某個點，比較難用一個手指確切地指出痛點，疼痛的範圍是一整片。**如果你的疼痛是很明確的一個點，那麼就比較可能是受傷，而不是運動後的痠痛而已。**

（3）痛在關節附近。

當痛點非常接近關節，或者就在關節的韌帶或者周圍的肌腱上，甚至就在關節腔裏面，那通常表示有問題，因為運動後的痠痛，絕大多數會表現在肌肉上，**所以只要痛點越靠近關節、就越不妙**，有很高的機率是已經有運動傷害了。

（4）疼痛沒有逐漸減輕。

　　正常運動後的痠痛，會隨著時間而慢慢減輕，如果疼痛感沒有減輕，而是持續、甚至逐漸加重的話，那就不是單純的痠痛，而是運動傷害。另一個比較簡單的判斷方式是痠痛的時間，**如果痠痛超過兩天，也就是48小時之後還持續疼痛的話，那就是有問題囉！**

（5）動作形態因痛而改變。

　　正常運動後的痠痛大多不會改變動作的形態，**如果已經痛到必須要改變動作，那就表示有問題**。不過，如果受傷不嚴重的話，動作形態的改變很細微，不是很容易發現，可能要請專業人員來診斷。

　　舉例來說，當棒球投手的手肘開始受傷發炎的時候，可以發現他們投球的姿勢開始改變，例如：身體重心變高、手肘往外開、動作變得不流暢等等，甚至會出現一些多餘的奇怪小動作，例如：投每個球與球之間出現甩手的動作、拖延投球的間隔時間等等，當出現這些以前都沒有的怪異小動作，那就表示這個投手已經受傷了！

　　以上五項有關疼痛的類型和位置，對於判斷早期的運動傷害非常有效，當然一般人也可以用於判斷日常生活中發生的疼痛，是普通的緊繃痠痛，或是已經有部位發炎了。建議大家可以熟記這五點，就不會忽視一些小徵兆，避免因誤判而拖延了治療的時機，對於各位運動員來說，儘早發現傷害、儘早治療，才能儘早回場喔！

受傷時的鍛鍊，
比休息更重要！

　　很多人以為受傷就是發炎，發炎只要休息就會好，於是就癡癡的等著。有時候真的可以等到自然恢復，但有些時候，就算等到天荒地老也不見起色；與其這樣等著，不如好好復健，好好鍛鍊，從哪裡跌倒就從哪裡爬起來。

一直休息不動，已經是過時觀念

　　受傷不應該是「休息到好」，而是要治療到好、鍛鍊到好。大家的迷思就是只要休息到不痛，或者治療到不痛就是好了。其實，「不痛」只是代表「沒有發炎」，但不代表組織已經修復完全，這時候如果貿然回去場上運動，就會再次發生相同的運動傷害。運動傷害的特色就是舊傷容易不斷的復發，這就是因為缺乏「鍛鍊到好」的概念。

　　舉例來說，當打籃球時腳踝扭傷，可能是因為比賽到最後氣力耗盡，全身肌肉都已經痠痛僵硬了，此時如果用力跳起來搶籃板，因為臀部和大腿的肌肉都已經很痠了，膝蓋和腳踝關節都很僵硬，失去比賽開

始時的靈活度，當然就沒辦法好好落地、慢慢地把身體的重心降低，降落的地面反作用力自然就直接撞擊在踝關節上。這樣一來，不是腳踝關節磨損，就是腳踝韌帶撕裂。

如果腳踝扭傷應該怎麼辦呢？當然就是停止運動，立即開始治療，並且越早開始復健越好。以前的觀念認為腳踝扭傷，即使只有傷到韌帶，也需要被打上石膏固定腳踝兩、三週。然而這種做法，現在早就已經被推翻。

根據研究指出，腳踝扭傷後，如果可以越早開始動，就能復原得越快，就是所謂的「早期活動」（early mobilization），是運動傷害治療概念的重大轉變。

早期活動可以給予受傷的韌帶或肌腱組織物理性的刺激，這些刺激傳到受傷的組織，**不僅不會使組織變弱，還會提升組織修復新生的能力，纖維會因此而排列得更整齊、更緻密，變得更強韌**；反之，如果固定好幾週之後，才拆掉石膏、開始活動，受傷的組織缺乏刺激，新生的纖維會隨便鬆散的排列，這樣的組織強度會非常差，以後就只要輕輕的拉扯，就會使組織再度受損。

因此，給予適當的物理性刺激，成為運動傷害復健過程中非常重要的一個環節，也就是所謂的「鍛鍊到好」的內涵之一。

預防下一次受傷，是運動復健的目標

每種運動傷害都會讓組織變得脆弱，除了要分析運動傷害造成組織

受損的情況之外，**還需要找出導致這種運動傷害背後真正的原因。**

　　以上面提到的打籃球扭傷腳踝為例，診斷的第一個層次就是腳踝韌帶撕裂，而第二個層次就是要找出禍首。真正的禍首，其實是肌力不足以負荷當時的運動強度，肌肉變得疲勞僵硬，因此無法保護關節，那麼受傷就是必然會發生的事情了。

　　因此，針對韌帶組織的損傷與肌力不足這兩個問題，都需要好好的治療、復健和鍛鍊，這樣才能真正一勞永逸的解決問題。更詳細一點來說，當腳踝扭傷後，除了早期活動之外，一開始可以在不會痛的程度之內，輕輕地活動腳踝關節，輕輕地按摩，以幫助消腫；可以配合低能量鐳射，促進組織修復，或者電刺激止痛並且加速循環。

　　等到消腫之後，就可以開始進行被動關節活動，也就是把關節壓到極限的角度，練習慢慢增加負重，從雙腳站立到單腳站立，也可以利用彈力帶做腳踝穩定肌群，也就是小腿肌力的強化訓練。

　　第三階段，等到韌帶沒有明顯壓痛之後，就可以開始進行動作控制與平衡訓練、墊腳尖、跳躍和跑步等等訓練；最後，應該好好地強化全身的肌力體能狀態，才能回到球場上應付高強度的比賽。如果每個運動傷害都可以依照這個原則，循序漸進的「鍛鍊到好」，那就不用再苦於「舊傷反覆復發」的問題了。

　　因此，不管是大傷或者小傷，放棄那個「休息就會好」的懶人念頭吧！鍛鍊到好才是正確且聰明的方式。

復原期維持體能的
運動原則

　　受傷的部位必須有一定程度的活動限制，隨著復健的進程，受傷部位的活動量才可以慢慢增加，如同前一段的說明。不過，很多人不想在受傷的復原期放棄運動，覺得如果復健期的活動量降低太多，肌力與體能會快速下降，好不容易練起來的成果就消失。

交換做不同運動，同時不要勉強自己

　　這個擔心非常正確，而且，受傷期間如果沒有堅持鍛鍊，維持基本的體能，一旦回去訓練或者比賽之後，很容易因為強度一下子提升太高而再次受傷；關於以上這個論點，近幾年已經有研究證實了，**在復健期若能維持基本體能，會成為預防再次受傷的關鍵因素**，反之，如果體能還沒提升到足夠程度的時候就回到場上，則受傷機率就會很高。那麼，受傷之後到底要如何維持住體能狀態呢？以下提供幾個方法給大家參考。

（1）換運動來做。

　　當因為某種運動而受傷之後，選擇可以避免使用受傷部位的其他運動。例如因為打羽毛球而肩膀受傷的話，可以去跑步；如果因為跑步而膝蓋受傷的話，這段時間可以選擇游泳作為運動；如果因為打籃球而扭傷腳踝的話，受傷的時間還是可以騎腳踏車保持體能。

　　就算沒有受傷，也應該常常交換做不同的運動，太執著於某一種運動，不管多小心保養，還是容易累積運動傷害，因此，不斷的交替、交換運動，其實也是一種預防運動傷害的方式。

（2）換部位來練。

　　當膝蓋受傷時，可以選擇鍛鍊其他部位，例如肩膀、背部、髖部或者腳踝。只要在進行訓練的時候，注意受傷部位不會更痛的話就可以。

　　而且，**鍛鍊鄰近的關節，通常對受傷關節大多有幫助**。某個關節會受傷，常常是因為這個關節的上一個關節或者下一個關節也出了問題；**例如膝蓋發炎，是因為臀部的肌肉太弱**，所以大部份的重量由膝關節來承受，趁某個關節受傷的時候，鍛鍊鄰近的幾個關節，不僅受傷的部位可以休息一下，也能夠提升整體的穩定性，預防再次受傷。

（3）降低強度來練。

　　1. 降低負重：如果受傷不嚴重的話，可以減輕負荷的重量，例如從40公斤降到20公斤，再降到10公斤，或者直接改成不負重訓練。

2. **減少重複次數與組數**：將每個動作的重複次數降低，例如15次改成5次，4組改成2組。

3. **動力鏈的改變**：開放鏈改成閉鎖鏈動作，例如腳踢的動作，可以改成踢彈力帶，這樣力量就封閉在彈力帶之中，比較不會因為開放鏈動作造成能量對關節的衝擊。

4. **收縮方式的改變**：可以把離心收縮動作可以改成向心收縮，如果還是會造成疼痛，就再改成等長收縮。同樣的，如果是復建訓練的話，通常就會從等長收縮開始練起，慢慢在進階成向心收縮，最後才會練到離心收縮。

（4）**貼紮後再訓練**。

用貼紮的方式來穩定受傷的關節，減少關節韌帶與周圍肌肉的負擔，如果受傷狀況不是很嚴重、又非得要持續訓練的話，就需要考慮使用這種不得已的方法。此外，**貼紮也適合在傷後剛要復出訓練時，可以在保護受傷部位之下測試看看復原度**，如果沒有問題的話，再慢慢地解除貼紮的輔助。

以目前的貼紮種類來說，固定性比較好的貼紮方式是傳統的白貼，這種貼布沒有彈性，主要用於固定受傷關節，最常使用的就是腳踝關節，尤其在職業籃球比賽中，籃球員腳踝受傷的比例很高，比賽前防護員最忙碌的就是腳踝固定貼紮。

而防護員的功力是否紮實，只要看他腳踝貼紮動作是否流暢快速就

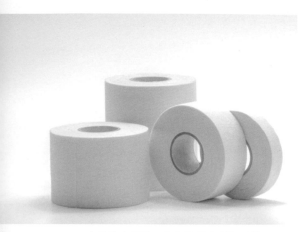

▲ 白貼沒有彈性，作用是固定受傷關節，通常需要專業的防護員作貼紮。

▼ 肌內效貼布有彈性，可隨肌肉的收縮放鬆改變長度，對肌肉較有保護效果。

可以判定。白貼貼紮技術性比較高，需要比較長的時間才能學好，因此一般民眾自行貼紮的機會不高。

現在比較普遍的運動貼紮是「肌內效貼布」，這種貼布雖然固定效果沒有那麼好，但由於肌內效貼布具有彈性，可以隨著肌肉的收縮與放鬆而改變長度，因此對肌肉有保護的效果。

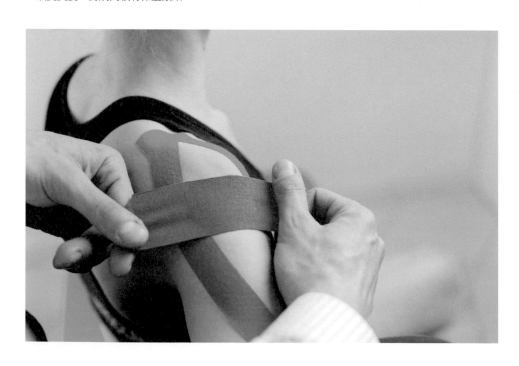

當肌肉受傷的時候，可以利用抑制的貼法來減少肌肉受力，當肌肉疲勞的時候，可以利用促進的貼法，來幫助肌肉用力。因此肌內效貼布的發明提供了另一種貼紮的方法，如果只是輕微的軟組織損傷，關節穩定度還不錯的話，那麼肌內效是一個不錯的選擇。

不過，對於激烈運動的選手來說，白貼雖然穩定度較高，但是卻沒有彈性，會限制關節活動的角度，可能會影響動作的表現，而

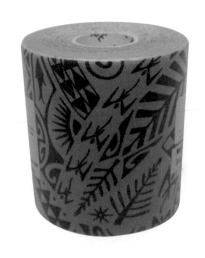

▲ 動態貼布的粘性與彈性都非常強，可以提供足夠的支撐張力，有穩定關節的效果。

肌貼雖然有彈性，不會限制活動角度，不影響動作的表現，但是卻無法提供足夠的穩定度。因此，對於受傷較嚴重、或需要激烈運動的選手來說，肌內效貼布就顯得不足。

近年來又發展出了另一種新的貼紮工具，稱為動態貼布（dynamic tape），它的粘性與彈性都非常強，可以提供足夠的支撐張力，有穩定關節的效果。這個貼布的另一個特點，就是拉長之後有很強的回彈力，除了可以減輕肌肉的負擔之外，又能促進運動表現。

由於以上這些特性，動態貼布近來在運動領域裡就越來越流行了，大家可以看到像是刺青圖案的這種動態貼布，時常出現在各種運動賽事

當中。如果關節因受傷而不穩定，或者肌肉、肌腱疼痛發炎，卻仍然還是想下場比賽，動態貼布或許是一個比較好的選擇。

不過，如果你不是職業運動員，可以的話，希望你能先把傷養好，再下場比賽！

循序漸進，就是復原的捷徑

這一章講了很多有關受傷、復健和預防傷害的內容，以及若是受傷之後，該如何以其他運動、或是降低強度和組數，以維持體能。

前來就診的病患中，除了職業運動員之外，也有許多愛好運動的市民朋友，常見的狀況就是小傷忍到變成大傷，以及還沒有完全痊癒，就立刻進行和以前同樣強度的訓練和運動，以至於可能只需要兩週就能完全復元的傷勢，綿延兩個月以上。

我想要不厭其煩地告訴大家「復健是一個團隊」的概念，醫師、治療師、運動傷害防護師，甚至連病人本身，都應該投入到復健的行程中，擔負起自己那一份責任；以病人來說，就是要好好地遵循醫囑，好好地進行訓練，一定會看到完全不一樣的復健效果。

COLUMN 5

受傷之後，該不該開刀？

　　有時候會被病人問，他的病情（運動傷害）需不需要開刀？

　　這個問題真的太難回答了，最重要的考量是受傷的嚴重度，其他要考量的項目，包括開刀的成功機率、運動對病人本身的重要性、開刀的恢復期造成的影響、是否能得到良好的保守治療……等，如果這些考量都不成問題，如果醫生說你可開、可不開的話，那要怎麼抉擇呢？

　　建議你可以先進行三到六個月的保守治療，如果保守治療有效的話，那就可以選擇不開刀。至於如何知道保守治療有效呢？有三個關卡。

（1）疼痛與否。等到完成整個復健流程，開始回到場上運動之後，若還是會疼痛，那表示組織可能根本沒有癒合，這就算保守治療失敗。

（2）關節是否還會腫脹。如果只要一運動，關節還是會腫起來，那就表示關節還無法承受當次的運動強度，通常表示關節依然不穩定，或者關節的穩定肌群的肌力仍然不夠，這也是代表保守治療失敗。

（3）關節活動角度是否恢復正常。如果沒有疼痛也沒有腫脹，但是關節的角度就是卡住，就是沒辦法伸到最直，或者彎到最彎，那未來也會造成關節退化等等的後遺症，甚至會影響其他關節，因此這也算是失敗。

　　如果在受傷後的六個月之內，經過保守治療之後可以通過以上三個關卡，就算是治療成功了，大可不用考慮開刀治療的選項；但相反的，如果經過了六個月的保守治療，還是會有以上的問題，那麼就可以考慮開刀治療了。

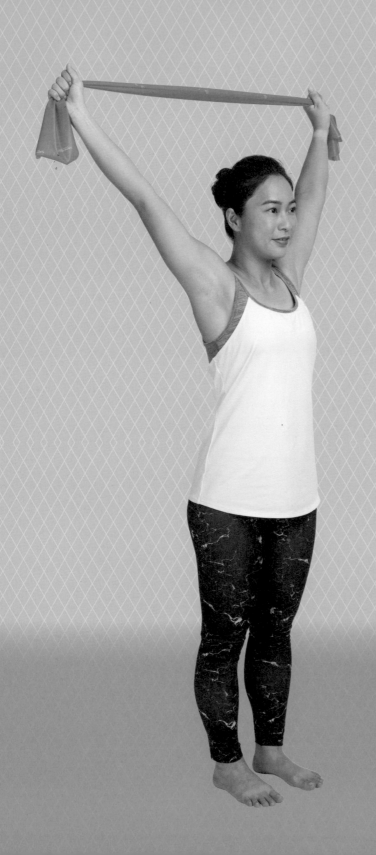

Chapter **9**

熱身動作

進行運動或健身之前，喚醒肌肉和神經系統，提升表現並減少傷害。一般民眾在平時也可以在家、在辦公室進行各部位的暖身動作，是保養關節、活動肌肉最基礎的「運動菜單」。

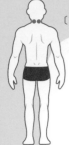

各**5**次，各停留**3**秒

Ⓐ 頸部多向伸展

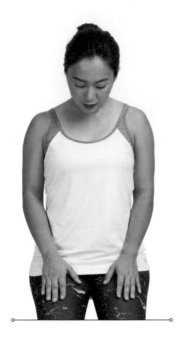

1. 視線朝前方，點頭，下巴盡量點到胸骨後回到原位；接著抬頭看向天花板，回正。

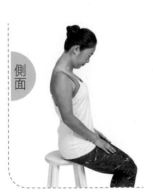

側面

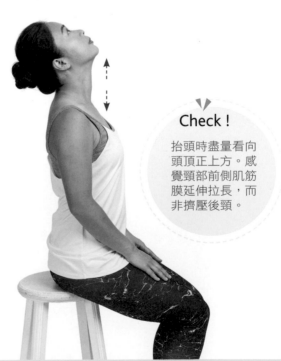

Check !

抬頭時盡量看向頭頂正上方。感覺頸部前側肌筋膜延伸拉長，而非擠壓後頸。

2.

頭向右倒,讓右耳儘量
靠近右肩,回正。做5
次後換邊。

Point

右肩不要聳起,左邊
肩胛骨往下壓。

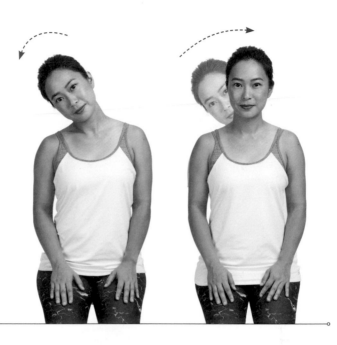

3.

轉頭向右邊,下巴
壓低,儘量靠近右
肩,回正。做5次
後換邊。

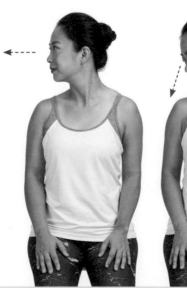
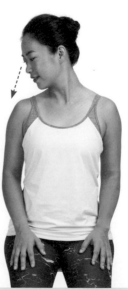

A）頸部多向伸展　　133

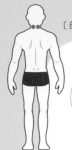

5次，各停留3秒

B 頸部水平移動

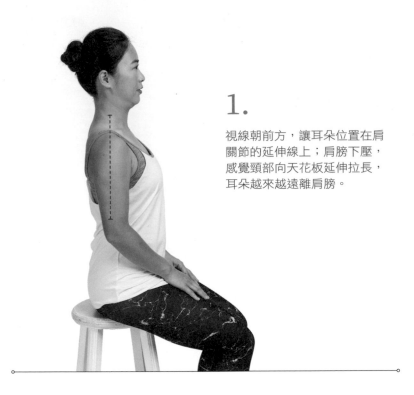

1.

視線朝前方，讓耳朵位置在肩關節的延伸線上；肩膀下壓，感覺頸部向天花板延伸拉長，耳朵越來越遠離肩膀。

Dr. Tu 這樣說

「深層」頸部肌肉與眼球肌肉的動作是息息相關的，這些動作的連結非常精細微妙，大家可以感受一下：把手放在後腦杓與後頸部交界的地方，在頸部保持不動的狀況下，上下左右轉動眼球，你會感覺到手下的頸部肌肉，會隨著眼球的動作而鼓起（收縮）、沉下（放鬆）。

我們可以利用這個微妙的連結，利用轉動眼球來使深層頸部肌肉活動，幫助深層頸部肌肉暖身，這個暖身方式對於需要快速追視能力與手眼協調的運動員非常重要。這項暖身也非常適合上班族，坐在椅子上就可以輕鬆的利用轉動眼球，來活化舒展放鬆深層頸部肌肉。

2.

回到1，頸部向後水平移動。可以將手掌放在距後腦約1公分的距離，移動頸部往後碰觸到手掌。

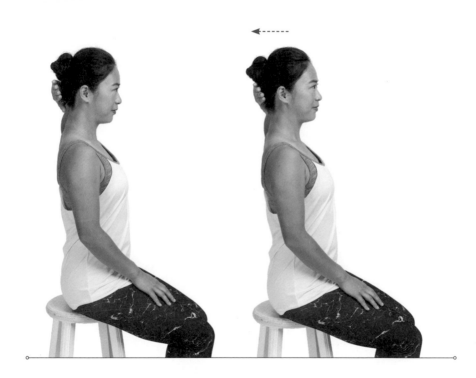

其他姿勢做 第三個動作很適合躺在床上做：平躺在床上，頸部往枕頭輕輕下壓約1公分的距離。對於常用手機和電腦而導致的脖子前傾，具有矯正的效果。

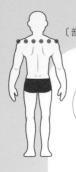

各10～15次

Ⓐ 肩關節全方向伸展

A1 | 肩膀前凸和後縮暖身

1. 前凸

手肘打直,雙手舉起與身體成九十度,
雙手向遠方延伸,手指尖儘量遠離身體。

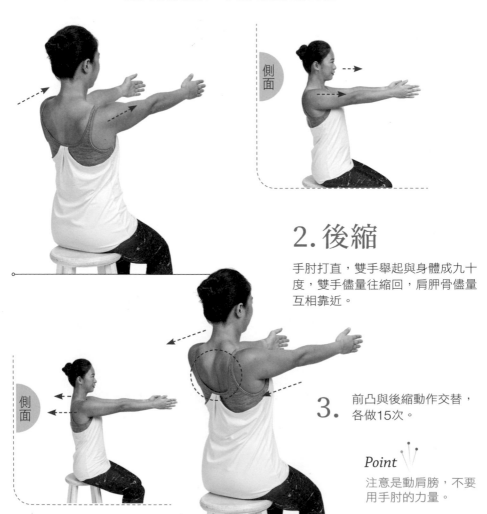

側面

2. 後縮

手肘打直,雙手舉起與身體成九十
度,雙手儘量往縮回,肩胛骨儘量
互相靠近。

側面

3. 前凸與後縮動作交替,
各做15次。

Point

注意是動肩膀,不要
用手肘的力量。

A2 | 肩膀上聳和下壓暖身

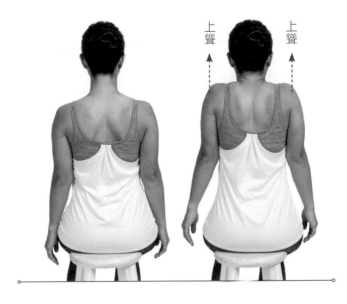

1. 上聳

雙手自然放在身側，
肩膀上聳，盡量往耳
朵靠近。

上聳　上聳

2. 下壓

雙手自然放在身側，肩膀下壓，盡量遠離耳朵。

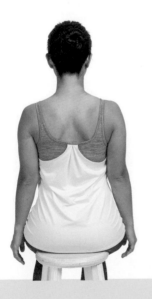
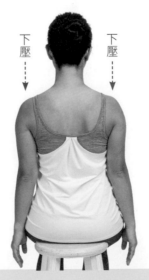

下壓　下壓

3.

上聳和下壓動作交替，
各做15次。

A）肩關節全方向伸展　137

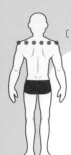

左右各**10～15**次

A3 | 肩膀外轉暖身

1. 左手手肘貼著身體兩側，並彎曲成九十度，掌心朝上。

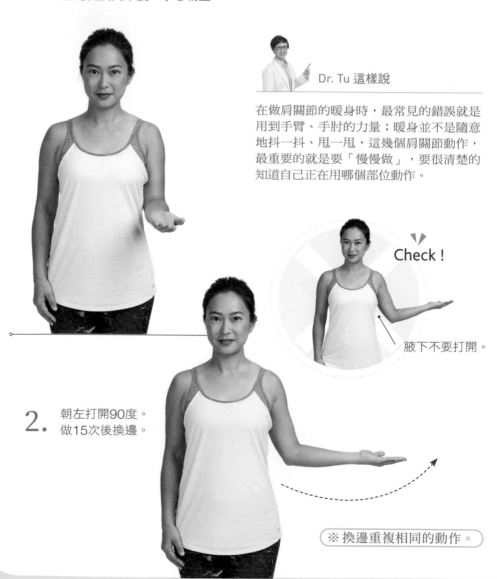

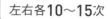

Dr. Tu 這樣說

在做肩關節的暖身時，最常見的錯誤就是用到手臂、手肘的力量；暖身並不是隨意地抖一抖、甩一甩，這幾個肩關節動作，最重要的就是要「慢慢做」，要很清楚的知道自己正在用哪個部位動作。

Check！

腋下不要打開。

2. 朝左打開90度。做15次後換邊。

※ 換邊重複相同的動作。

B 舉手前後繞圈

1. 站姿,雙手握住彈力繩的左右兩邊,舉起至胸前。

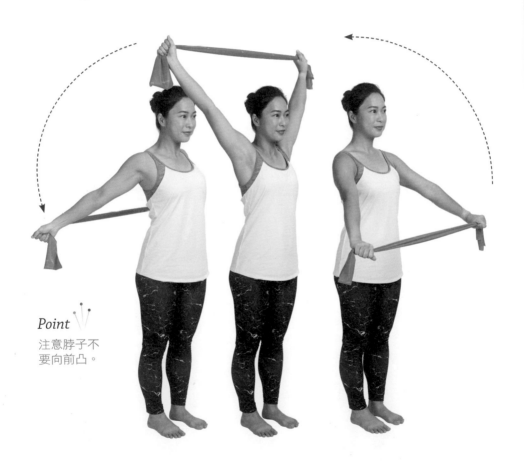

Point
注意脖子不要向前凸。

2. 手臂伸直,將彈力繩繞過頭頂,往身後繞。

3. 再將彈力繩循著2的路線,反向越過頭頂,繞回胸前。

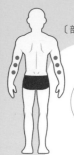

Ⓐ 曲肘彎伸運動

10～15次

1. 雙手手臂伸直，稍微離開體側，手臂往後擺動。

Dr. Tu 這樣說

在這個暖身動作中，可以加入肩關節的彎曲和伸直，可以有效鍛鍊到筋膜線中的「前手臂線」和「背手臂線」：

(A) 手肘伸直時，肩關節同時伸直（即手臂向後擺動）。

(B) 手肘彎曲時，肩關節同時彎曲（即手臂向上舉高過肩）。

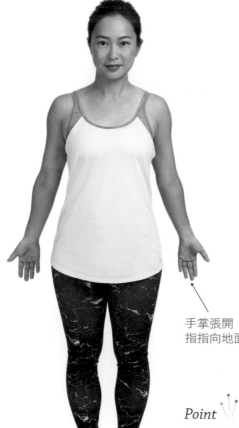

手掌張開，手指指向地面。

Point

若覺得有拉扯痛感，就不要再勉強往後。

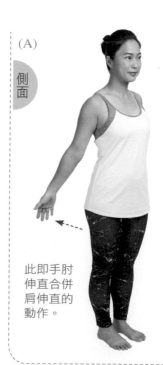

(A)

側面

此即手肘伸直合併肩伸直的動作。

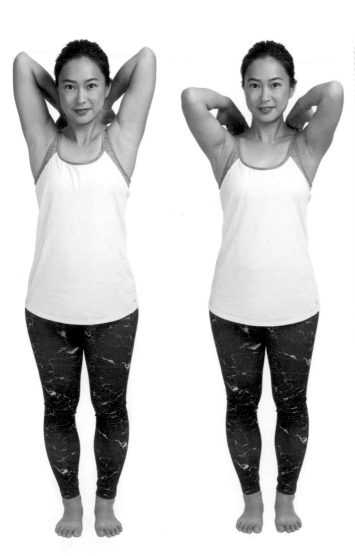

（B）

側面

此即手肘彎曲合併
肩彎曲的動作。

Point

手肘無法舉這麼高的話，
也可以放低一點。

2. 彎曲手肘，手指輕觸後背，讓手肘朝向天花板，
再慢慢回到1的起始位置。

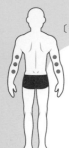

B 手肘繞圈

各**10～15**次

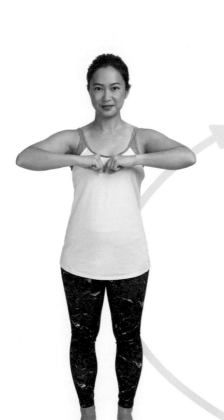

2.

手肘不動，前手臂向外打開，畫半圓後向外展開。

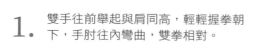

1. 雙手往前舉起與肩同高，輕輕握拳朝下，手肘往內彎曲，雙拳相對。

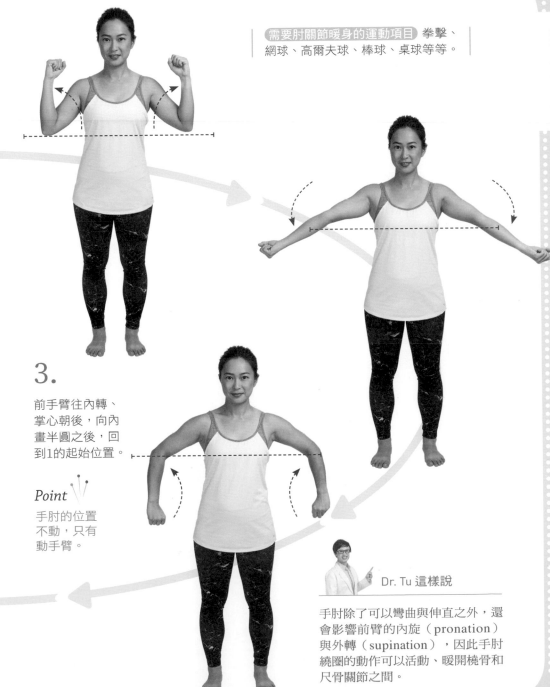

需要肘關節暖身的運動項目 拳擊、網球、高爾夫球、棒球、桌球等等。

3.

前手臂往內轉、掌心朝後，向內畫半圓之後，回到1的起始位置。

Point

手肘的位置不動，只有動手臂。

Dr. Tu 這樣說

手肘除了可以彎曲與伸直之外，還會影響前臂的內旋（pronation）與外轉（supination），因此手肘繞圈的動作可以活動、暖開橈骨和尺骨關節之間。

B）手肘繞圈　143

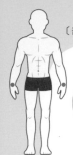

(A) 合掌八字扭轉

10～15次

1.

雙手手指緊扣交握，注意手掌儘量貼合在一起，不要分開。

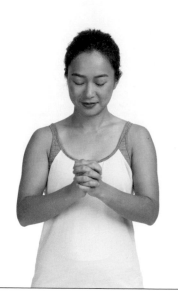

2. 緊扣的雙手做八字形的左右扭轉。

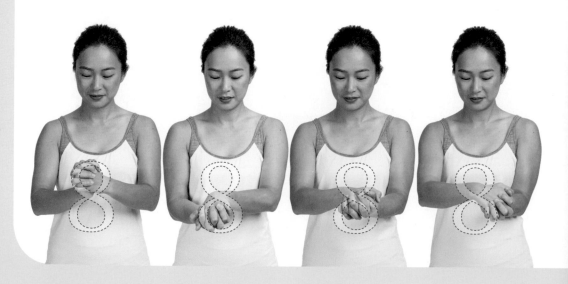

Ⓑ 合掌抬手

Check！

不要勉強往下的
幅度，如果掌緣
分開，代表幅度
太大了。

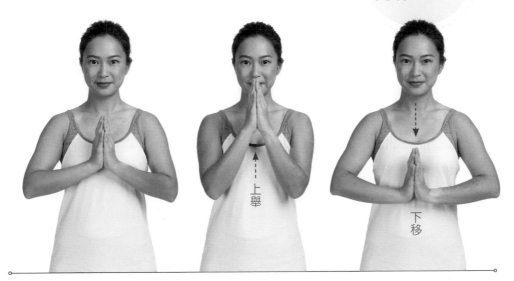

上舉

下移

1.

雙手做合十動作，
雙手手指和手掌相
對，指尖朝上。

2.

維持雙手貼合，
雙手往上舉，直
到手肘靠近。

3.

維持雙手貼合，
雙手向下移動。

需要腕關節暖身的運動項目 網球、高爾夫球、
棒球、桌球（任何球拍類的運動）等等。

〔部位〕**胸、上背**

10~15次

A 擴胸拱背

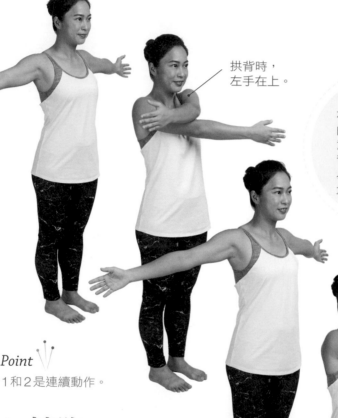

拱背時，
左手在上。

Check！

在雙手打開、交錯
的連續動作時，要
意識到這是胸和上
背的暖身，否則容
易變成用肩膀的力
量在甩手。

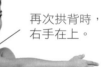

再次拱背時，
右手在上。

Point

1和2是連續動作。

1. 擴胸

站姿，雙手舉起與肩同高，同時水平
向外打開，配合擴胸並吸氣。

2. 拱背

延續1的動作，打開的雙手水平向內交錯，
配合拱背並吐氣。

Ⓑ 上背旋轉

10～15次

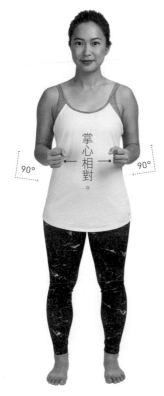
90° 掌心相對。 90°

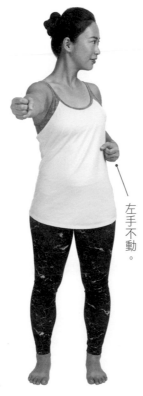
左手不動。

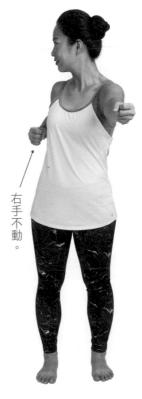
右手不動。

1.

站姿，膝蓋微彎；雙手手肘彎曲90度，握拳放在腰間。

2.

往左旋轉上半身，同時右手出拳，視線看向左後方。

3.

往右旋轉上半身，同時左手出拳，視線看向右後方。

Point
下半身保持不動，儘量用上半身的旋轉來帶動。

坐著做 這個動作也可以坐在椅子上進行，更能確保骨盆不會隨著移動。

A）擴胸拱背｜B）上背旋轉　　147

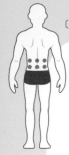

Ⓐ 躺姿曲膝側倒

1. 躺姿，雙手左右張開與肩膀平行。

2.

雙膝彎曲踩地，同時向左側倒、旋轉到底，然後換向右側倒到底。

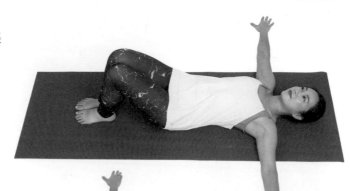

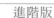

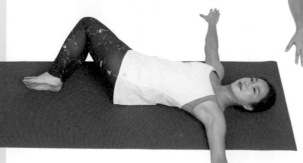

Check！

同時可喚醒後側螺旋線。

進階版

雙腳離開地面，同2的動作，雙腳一起往左、往右旋轉側倒。

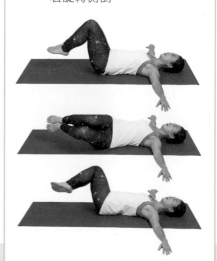

B 趴姿單腳旋轉

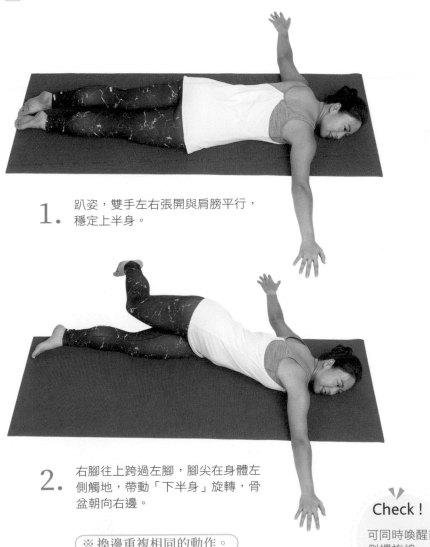

1. 趴姿,雙手左右張開與肩膀平行,
   穩定上半身。

2. 右腳往上跨過左腳,腳尖在身體左
   側觸地,帶動「下半身」旋轉,骨
   盆朝向右邊。

　※ 換邊重複相同的動作。

　　換左腳往上跨過右腳,
   腳尖在身體右側觸地,
   帶動下半身旋轉,骨盆
   朝向左邊。

Check!

可同時喚醒前
側螺旋線。

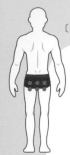

左右各**10～15**次

A 大腿前後左右擺盪

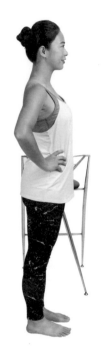

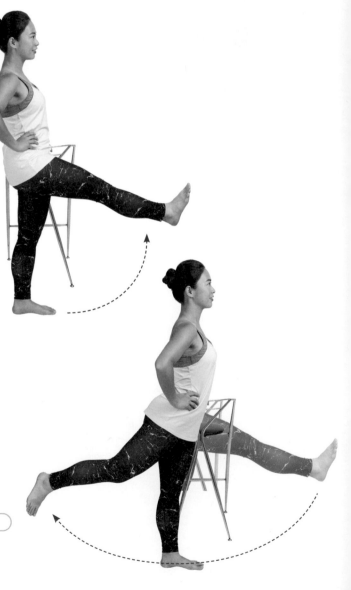

1.前後

站姿，左手扶著椅子，
左腳單腳站立；抬起右
腿，先前再後，擺盪到
髖關節的能動極限。

※換邊重複相同的動作。

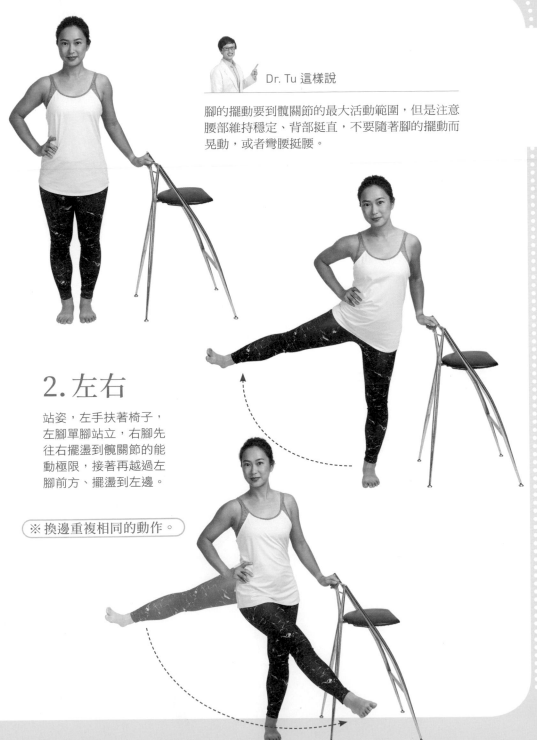

Dr. Tu 這樣說

腳的擺動要到髖關節的最大活動範圍，但是注意腰部維持穩定、背部挺直，不要隨著腳的擺動而晃動，或者彎腰挺腰。

2. 左右

站姿，左手扶著椅子，左腳單腳站立，右腳先往右擺盪到髖關節的能動極限，接著再越過左腳前方、擺盪到左邊。

※ 換邊重複相同的動作。

A）大腿前後左右擺盪   151

左右各**10～15**次

Ⓑ 單腳曲膝繞圈

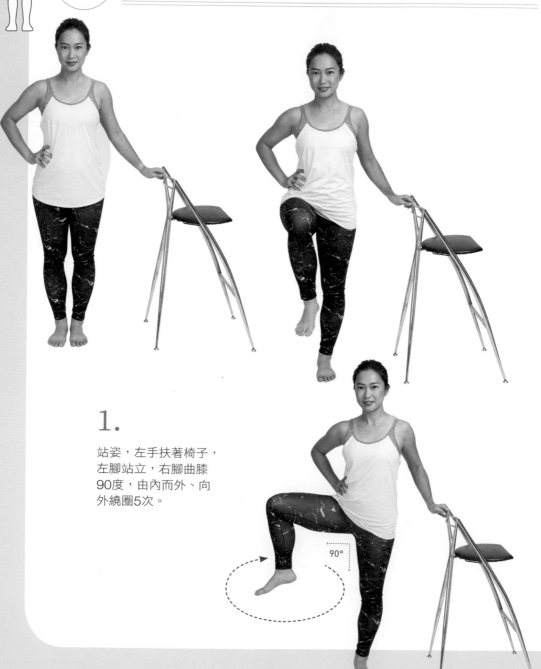

1.

站姿，左手扶著椅子，左腳站立，右腳曲膝90度，由內而外、向外繞圈5次。

90°

Check !

腿無法抬這麼高
的話不用勉強。

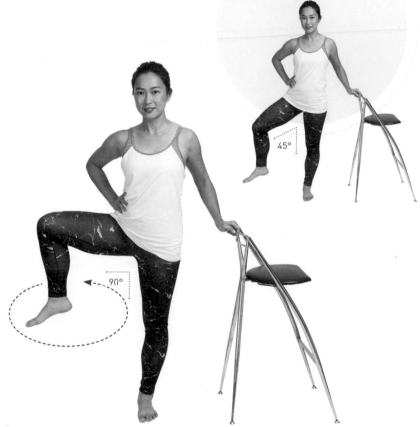

90°

45°

2.

延續1的動作，改為由外而內，
向內繞圈5次。

※ 換邊重複相同的動作。

躺著做 也可以用
躺姿進行單腳曲膝
繞圈，同樣是先向
內、再向外繞圈。

熱身動作

Check !

腿無法抬這麼高
的話不用勉強。

熱身動作

45°

90°

2.

延續1的動作，改為由外而內，
向內繞圈5次。

※ 換邊重複相同的動作。

躺著做 也可以用
躺姿進行單腳曲膝
繞圈，同樣是先向
內、再向外繞圈。

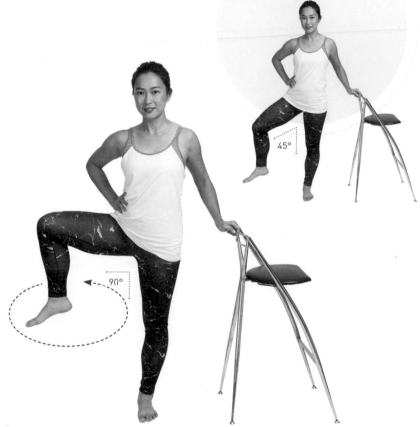

B）單腳曲膝繞圈　153

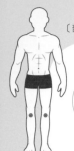

左右各**10～15**次

Ⓐ 膝蓋彎伸暖身

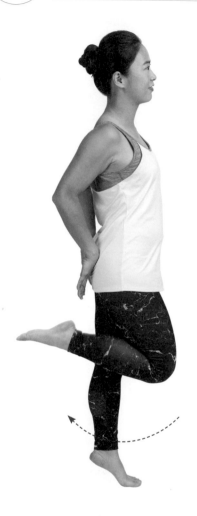

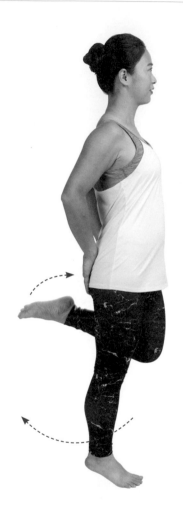

1.後踢小跳步

站姿，雙手放在臀部上，掌心朝外。
左右腳分別向後踢，膝蓋盡量彎曲，
讓左右腳可以踢到手掌。

Check！

小跳步要左
右各20~30
次。

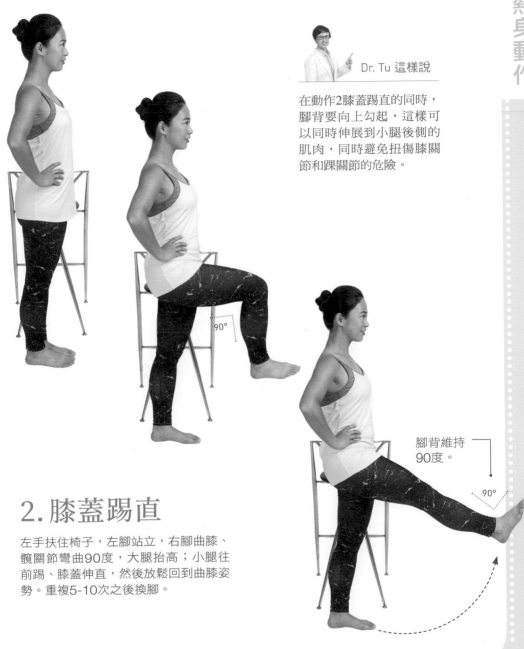

Dr. Tu 這樣說

在動作2膝蓋踢直的同時，
腳背要向上勾起，這樣可
以同時伸展到小腿後側的
肌肉，同時避免扭傷膝關
節和踝關節的危險。

90°

腳背維持
90度。

90°

2.膝蓋踢直

左手扶住椅子，左腳站立，右腳曲膝、
髖關節彎曲90度，大腿抬高；小腿往
前踢、膝蓋伸直，然後放鬆回到曲膝姿
勢。重複5-10次之後換腳。

A）膝蓋彎伸暖身　　155

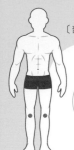

左右各**10～15**次

B 深蹲側蹲暖身

1. 深蹲

雙腳打開與肩同寬，雙手向前水平舉起，與肩同高；屁股向後、向下坐，深蹲到底。

Point

過程中背部要維持直線，不要駝背、也不要拱腰。

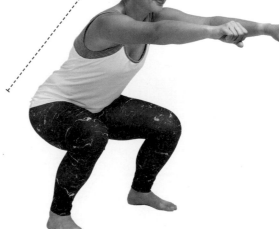

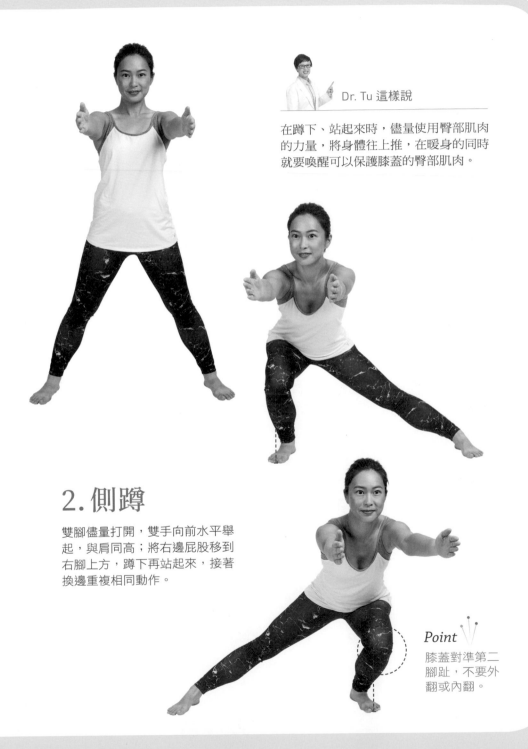

Dr. Tu 這樣說

在蹲下、站起來時，儘量使用臀部肌肉的力量，將身體往上推，在暖身的同時就要喚醒可以保護膝蓋的臀部肌肉。

2. 側蹲

雙腳儘量打開，雙手向前水平舉起，與肩同高；將右邊屁股移到右腳上方，蹲下再站起來，接著換邊重複相同動作。

Point
膝蓋對準第二腳趾，不要外翻或內翻。

B）深蹲側蹲暖身　157

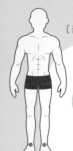

左右各**10**次

A 墊起腳尖

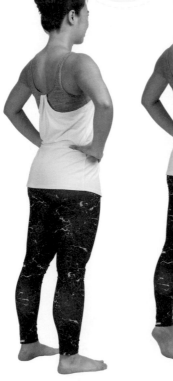

Check！

也可以單手扶著牆或椅子來做。

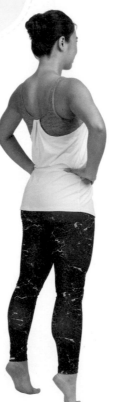

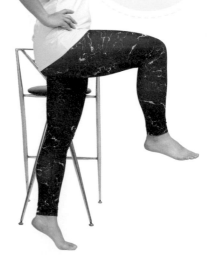

Check！

在任何跑步或者跳躍運動之前，一定要做「墊腳尖」的暖身動作。

1.

雙手插腰，雙腳打開與肩同寬；雙腳同時墊起腳尖10下，儘量墊到最高。

2.

左手扶著椅子，抬起右腳，左腳墊起腳尖10下；改抬起左腳，右腳墊起腳尖10下。

B 弓箭步旋轉腳踝

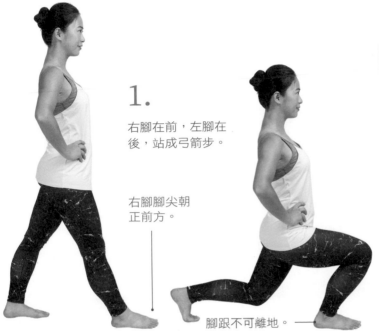

1.

右腳在前,左腳在後,站成弓箭步。

右腳腳尖朝正前方。

正面

腳跟不可離地。

2.

膝蓋(髕骨)對準腳的第二趾,身體重心往前移動;右腳膝蓋儘量往前移動、蹲到極限,然後慢慢打直回到1的起始位置。

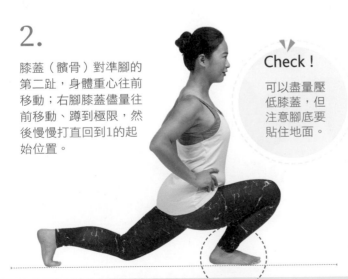

Check!

可以盡量壓低膝蓋,但注意腳底要貼住地面。

Dr. Tu 這樣說

這個動作同時活動到膝關節與踝關節,並且可以增加踝關節活動角度。

在這個過程中,踝關節會隨著膝蓋彎曲往前移動,而達到最大的背曲角度,膝蓋伸直時,則會回到原始角度,藉此達到腳踝暖身的目的。

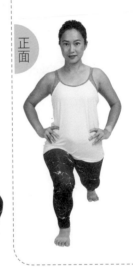

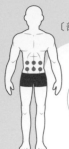

(A) 橋式跨步抬腳

1. 躺姿,雙手自然放在身體兩側;雙膝彎曲,雙腳平穩地踩在地板上。

2. 用後側大腿和臀部的力量,把屁股抬高,直到肩、髖、膝為一直線。

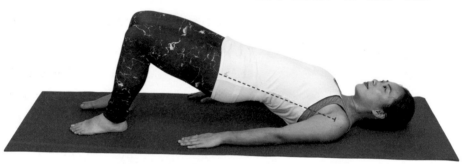

盡量抬高到膝蓋正面朝上。

3. 雙腳輪流抬起,慢慢放下,左右交替各10次。

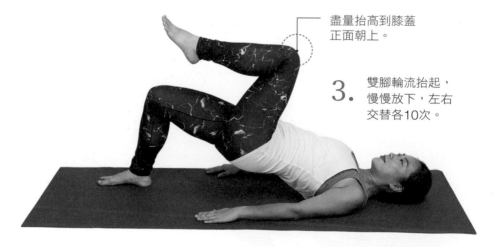

B 棒式抬腳

▼
Check！

在以上兩個身體核
心的暖身動作中，
軀幹與骨盆要維持
穩定不動，不能左
右晃動或者旋轉。

1. 臉朝下，雙手手肘撐起身體，
做棒式支撐。

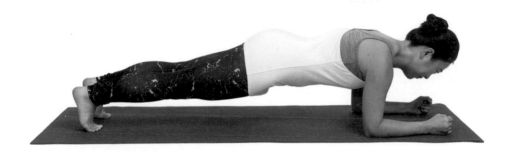

2. 確定身體穩定後，雙腳輪流抬起，
離開地面。

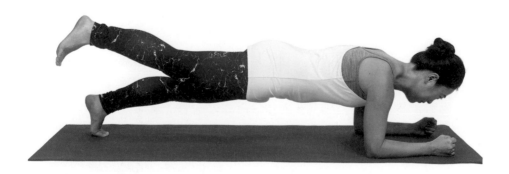

Column 6

暖身加入核心動作，
運動傷害-50％！

在第四章的「熱身：保養身體、預防傷害的第一步」中，提到一位年輕投手將核心訓練加入暖身動作後，大幅改善了腰痛的狀況，除了改善舊傷的疼痛狀況之外，核心熱身訓練也能確實地避免在場上發生運動傷害的機率。

過往的研究已經指出核心肌群的許多特性，例如：四肢的肌肉要產生動作前，核心肌群會先收縮以穩定軀幹，或者軀幹的穩定肌群經過訓練後，平衡感可以馬上提升，又或者核心肌群的穩定能夠避免許多運動傷害，既然核心肌群這麼重要，那麼訓練核心肌群的時機也是一個需要去思考的問題，到底應該排在肌力體能訓練課表中，又或者放在每天專項訓練前的暖身，哪一種方式比較有效減少運動傷害呢？

要回答這問題，或許可以從足球的熱身方式來找線索，足球可以說是全世界最風行的運動，國際足球總會（FIFA）對於預防足球運動傷害更是不遺餘力，他們的研究和經驗都是非常豐富的。FIFA在2003年推出足球的暖身操稱為《The 11》，在2006年更將之改良為《The 11+》，這是一套完整且全面的暖身操，目的在於藉由增加力量和強化神經肌肉控制，進而預防足球運動傷害，這套暖身操中包含了跑步、核心訓練、平衡協調等動作，完成整套動作只需要20分鐘，最棒的是不需要任何儀器設備，而其中核心訓練的動作就是大家熟悉的棒式跟側棒式。而一篇

參考資料：

1. ” Comparison of the immediate effect of different types of trunk exercise on the star excursion balance test in male adolescent soccer players. “ Int J Sports Phys Ther. 2014 Aug;9(4):428-35.
2. FIFA《The 11+》: http://f-marc.com/11plus/exercises/
3. “Comprehensive warm-up programme to prevent injuries in young female footballers: cluster randomised controlled trial” BMJ 2008;337

關於這套暖身操的大規模研究於2008年發表在英國醫學雜誌，共募集了1892位13~17歲間的女性足球運動員，研究的結果發現《The 11+》確實可以大幅減少運動傷害約30%，甚至可達50%。

　　綜合以上，我們可以發現完整的暖身操可以減少運動傷害的發生率，而所謂完整的暖身操中包含了核心肌力的訓練，因此，建議你開始將簡單的核心肌力訓練納入運動前的暖身中，雖然還不敢斷言，這樣做是否能夠降低所有運動種類的運動傷害發生率，但是至少能每天都練到一些核心肌力，這肯定是有益而無害的，此外，又可能可以預防運動傷害，何樂而不為呢？

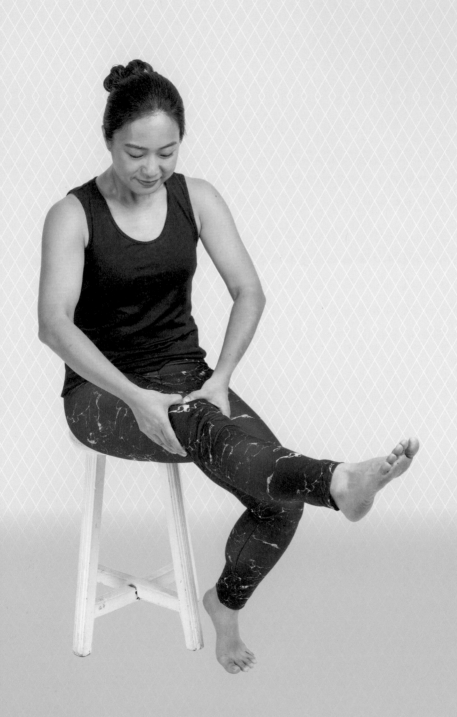

Chapter (10)

按摩動作

以全身各部位的「激痛點」自我按摩為主，除了徒手、滾筒和按摩球按壓之外，再配合肌肉的向心、離心收縮動作，能更有效率地讓動作中的筋膜線放鬆，是從大範圍肌群到局部痛點的全方位按摩。

一按就放鬆！
鬆筋解痛的按摩關鍵

找出需要放鬆的區域

・放鬆原則

　　根據身體部位連結順序，如果疼痛的部位在肩膀，可以按摩、放鬆肩膀本身的激痛點，或者按摩肩膀近端（頸部或上臂）／遠端（手臂）一個關節的激痛點，也都能夠有放鬆的效果。根據人體的筋膜線原理，肌肉筋膜都是相連的，兩個關節之間的肌肉有非常密切的關聯。

・身體部位連結順序

Ⓐ 頸→上背→下背→髖（臀）→大腿→膝→小腿→踝
Ⓑ 頸→肩→上臂→肘→前臂→腕

實例說明 1　**臀部疼痛**

　　可以先直接按摩臀部的激痛點，如果無效，可以選擇臀部以上鄰近

部位，例如下背，或者可以選擇按摩臀部以下的鄰近部位，例如大腿。

實例說明 2 　**頸部疼痛**

　　如果按摩頸部激痛點無效的話，可以按摩鄰近的下一個部位、也就是肩部的激痛點，往往可以起到意想不到的良好效果。

‧直接按壓痛點？或是使用滾筒？

　　建議在運動之後，或者平時鍛鍊保養時，可以用滾筒來進行肌肉大範圍的放鬆按摩；但是，如果感覺到某個部位已經有疼痛狀況時，可以再加上激痛點按壓，可以更有效地放鬆肌肉，更快速地緩解疼痛。

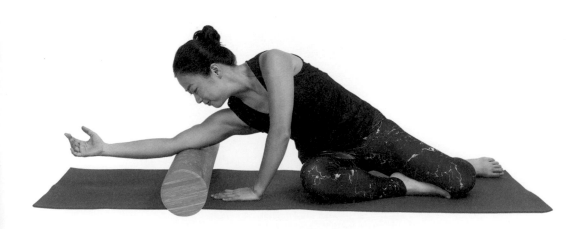

　　運動之後，或者平時鍛鍊保養時，可以用滾筒來進行肌肉大範圍的放鬆按摩。

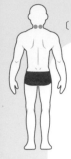

頭頸後筋膜放鬆

按壓

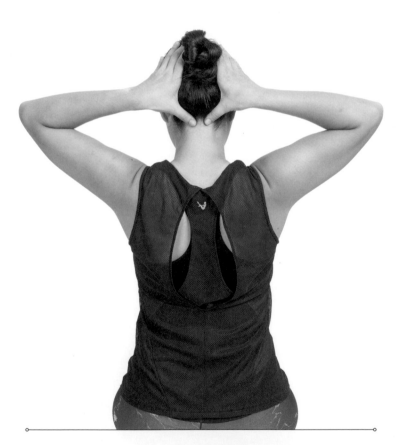

1. 雙手扣住頭部，拇指壓
在枕骨下方的肌筋膜。

Dr. Tu 這樣說

頸部所有肌肉幾乎都連接到枕骨,在解剖學上,很多條筋膜線都連結到頸部,在中醫理論上,許多經脈與穴道也都在頸部,因此按摩枕骨下的肌筋膜,不僅可以放鬆頸部與頭部,甚至可以放鬆全身肌筋膜。

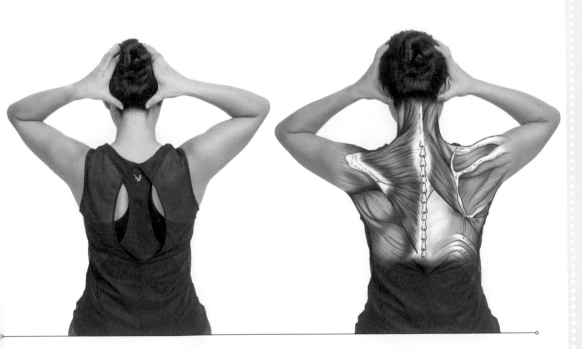

2. 沿著枕骨邊緣,往外按摩到乳突下方,
可以在感覺酸痛處稍微停留。

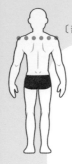

〔部位〕肩膀 •

按摩球：**1～2** min

肩膀四周按摩放鬆

> **按摩球**

※ 換邊重複相同的動作。

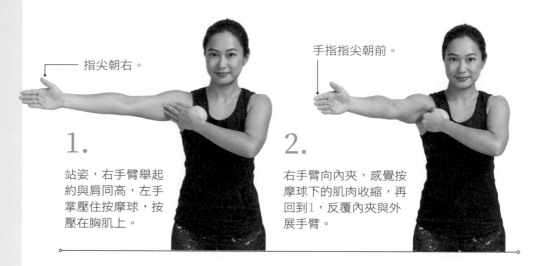

── 指尖朝右。

手指指尖朝前。

1.

站姿，右手臂舉起約與肩同高，左手掌壓住按摩球，按壓在胸肌上。

2.

右手臂向內夾，感覺按摩球下的肌肉收縮，再回到1，反覆內夾與外展手臂。

▶▶▶ 持續擺動手臂，或直到感覺肌肉放鬆為止。

Dr. Tu 這樣說

這個部位的按摩特別推薦給不止久坐辦公室、每天還要做很多文書處理的上班族，長期駝背圓肩，前手臂線和背手臂線筋膜維持著一拉一縮的姿勢，雖然不一定會有痛症的情況出現，但只要你開始按壓，不僅姿勢會變好，還會有久違的鬆快舒暢感。

滾筒：**1～2** min
按壓：**10～15**秒

滾筒

1.

側躺姿勢，右手肘彎曲，將滾筒置於右邊腋下處（闊背肌、棘下肌、後三角肌、大圓肌和小圓肌）。

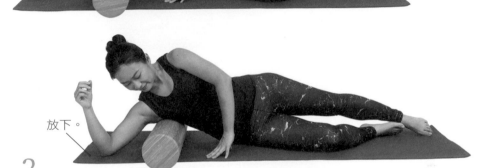

抬起。

放下。

2.

將右手肘抬起、放下，或者內轉、外轉手臂，感覺肌肉在滾筒上收縮、放鬆，持續1～2分鐘，或直到感覺肌肉放鬆。

按壓

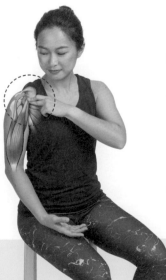

1.

按壓喙突周圍。喙突是許多肌肉的連結點，直接按揉上面的肌腱，效果最快最好。

2.

持續按壓或小幅度揉動約10～15秒左右，或直到肌肉放鬆為止。

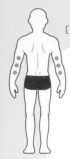

〔部位〕手肘

上手臂＆手肘按摩

滾筒

1. 側躺姿勢，右手臂往前伸直打開，左手撐起上半身，將滾筒置於右手上臂的後方（三頭肌）。

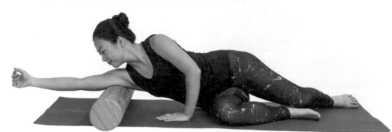

2. 用身體的力量帶動上半身，將滾筒滾過右上臂外側的三頭肌，也可以停在最痠痛點，反覆彎曲與伸直手肘。

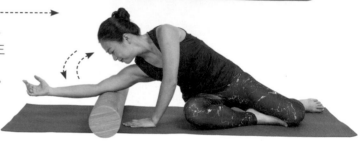

3. 改為趴姿，右手往右側伸直，左手手肘彎曲撐起胸口；將滾筒置於右手上臂前方（二頭肌）。

4. 用身體的力量帶動上半身，將滾筒滾過右上臂內側的二頭肌，也可以停在最後痠痛點，反覆彎曲與伸直手肘。

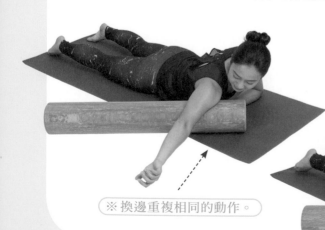

※ 換邊重複相同的動作。

滾筒：**1~2** min
按壓：**10~15**秒

按壓

1.

壓住三頭肌與上下肌腱交接的兩個地方。

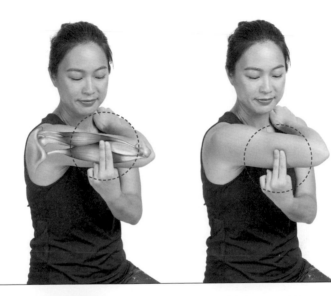

2. 持續按壓或小幅度揉動約10~15秒左右，
或直到肌肉放鬆為止。

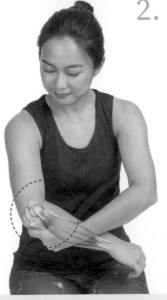

3. 壓住伸腕肌與肱骨外髁交
接點，持續按壓或小幅度
揉動約10~15秒左右，或
直到肌肉放鬆為止。

※ 換邊重複相同的動作。

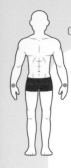

下手臂＆手腕按摩

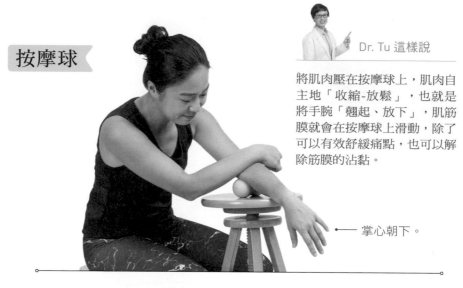

按摩球

Dr. Tu 這樣說

將肌肉壓在按摩球上，肌肉自主地「收縮-放鬆」，也就是將手腕「翹起、放下」，肌筋膜就會在按摩球上滑動，除了可以有效舒緩痛點，也可以解除筋膜的沾黏。

—— 掌心朝下。

1. 坐姿，將按摩球置於椅面上，左手臂內側放在按摩球上，右手輕壓住左手下臂。

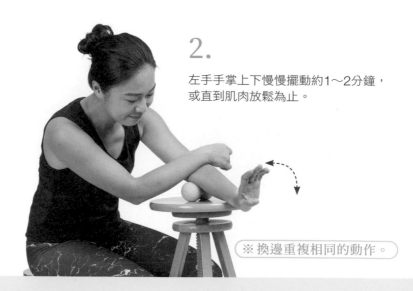

2.

左手手掌上下慢慢擺動約1～2分鐘，或直到肌肉放鬆為止。

※ 換邊重複相同的動作。

按摩球：**1～2** min

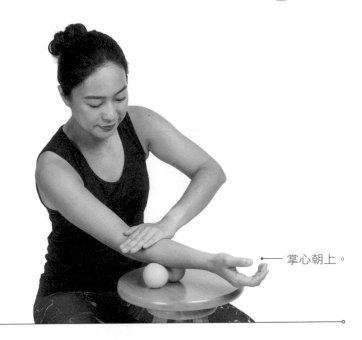

—— 掌心朝上。

按摩手臂外側

將球置於桌上，手臂外側放在球
上，掌心朝上，手掌上下擺動。

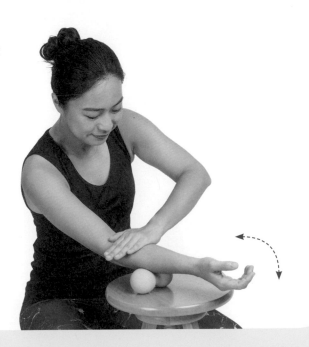

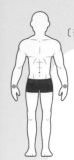

按壓

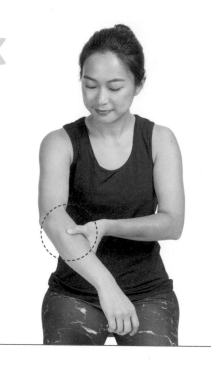

1.

壓住伸腕肌,持續按
壓或小幅度揉動約
10〜15秒左右,或
直到肌肉放鬆為止。

Check！

將前手臂伸直,
手心朝下,手腕
往上翹起(讓指
尖朝上),感覺
肌肉鼓起處,即
是伸腕肌。

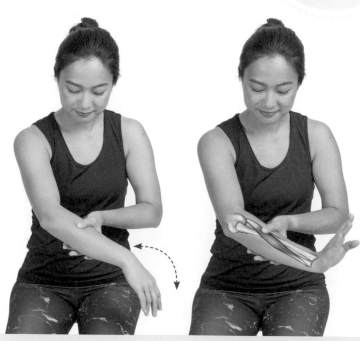

按壓：10～15秒

2.

壓住伸指肌和肌腱的交叉點，持續按壓或小幅度揉動約10～15秒左右，或直到肌肉放鬆為止。

Check !

翹起手指，感覺前手臂肌肉鼓起活動處，即是伸指肌。

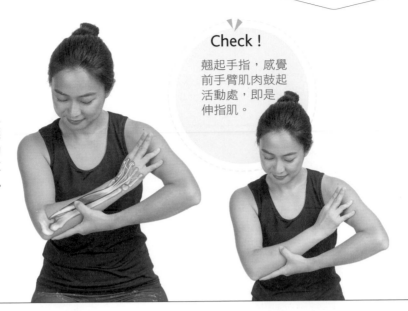

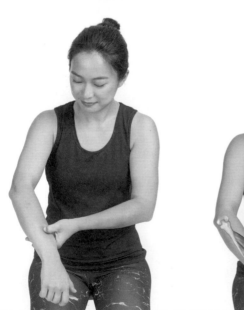

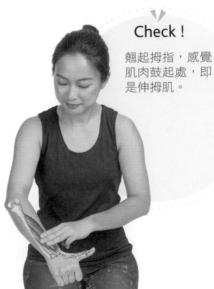

Check !

翹起拇指，感覺肌肉鼓起處，即是伸拇肌。

3. 壓住伸拇肌和肌腱的交叉處，持續按壓或小幅度揉動約10～15秒左右，或直到肌肉放鬆為止。

※ 換邊重複相同的動作。

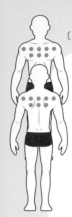

上背&胸口按摩

滾筒

1. 平躺姿勢,將滾筒橫放在上背處;雙膝彎曲立起踩地,雙手扶住後腦,穩定身體。

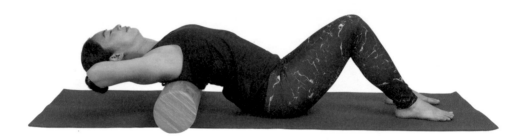

2. 抬起上半身,並反覆抬起與放下,感覺上背的肌肉在滾筒上收縮放鬆,持續1~2分鐘,或感覺肌肉已確實放鬆。

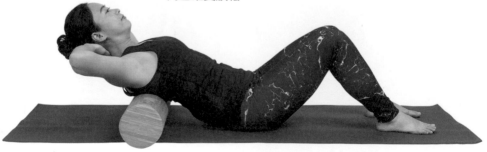

Check !
如圖示的紅點
處，沿著胸骨
邊緣往下。

按壓

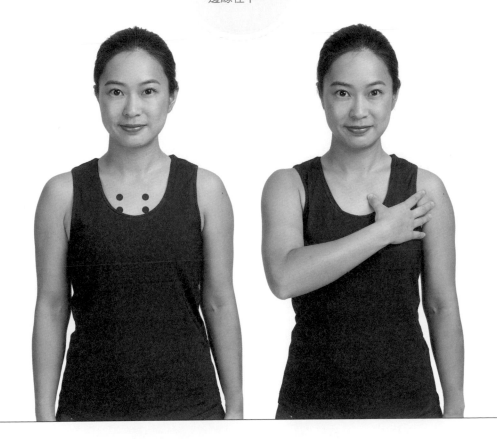

1.
壓住胸口處胸大肌
與胸骨的交界。

2.
持續按壓或小幅度揉動
約10～15秒左右，或
直到肌肉放鬆為止。

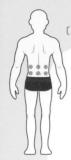

下背滾筒按摩

滾筒

1. 上半身朝右側躺姿勢,將滾筒橫放在下背處, 右手在身體右側撐起上半身。

只有腰側靠 在滾筒上。

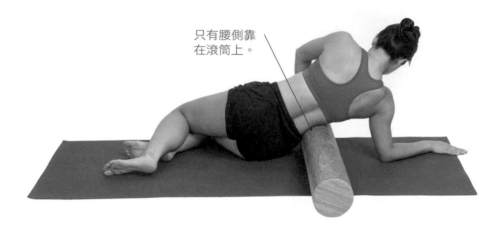

2. 上半身由右側稍微轉向正面, 感覺腰部肌肉在滾筒上滾過。

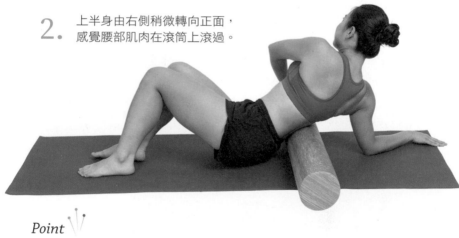

Point

用雙腳和右手支撐體重,同時收縮核心肌 群以保持上半身挺直,輕輕地按摩腰方肌 和胸腰筋膜,別讓所有的重量都壓在腰部, 造成腰部拱起,這樣容易導致腰椎受傷。

※ 換邊重複相同的動作。

按壓 : **1~2** min
按壓 : **10~15**秒

按壓

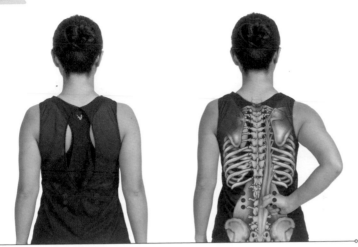

1. 持續按壓或小幅度揉動下背的脊椎兩旁肌肉,
約10~15秒左右,或直到肌肉放鬆為止。

Dr. Tu 這樣說

2. 持續按壓或小幅度揉動下背的髂骨上緣處,
約10~15秒左右,或直到肌肉放鬆為止。

腰部的肌肉與筋膜,大多連接在髂骨邊緣,因此沿著髂骨邊緣按一圈,是放鬆腰部非常有效的方法。

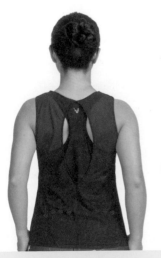
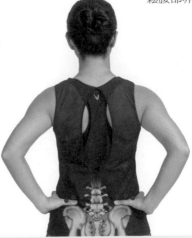

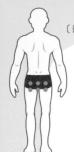

臀部與大腿前側上端按摩

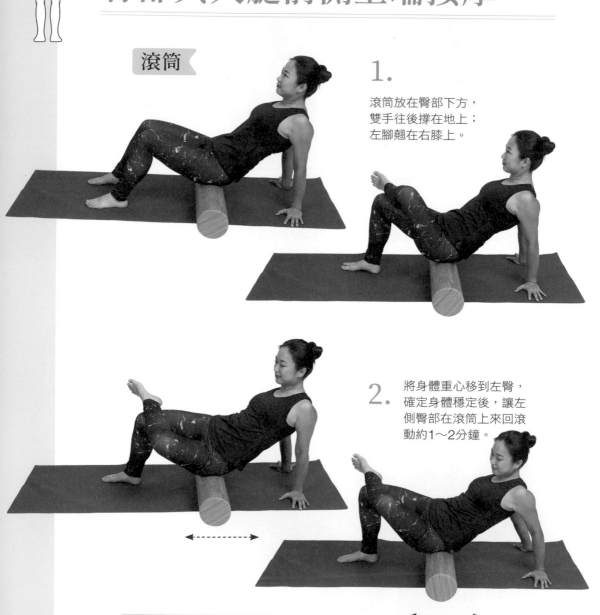

滾筒

1.
滾筒放在臀部下方，
雙手往後撐在地上；
左腳翹在右膝上。

2.
將身體重心移到左臀，
確定身體穩定後，讓左
側臀部在滾筒上來回滾
動約1～2分鐘。

※ 換邊重複相同的動作。

按摩球

1.

坐姿，雙手往後撐在地上，右腳曲膝踩地，左腳伸直，將按摩球放在左臀下方。

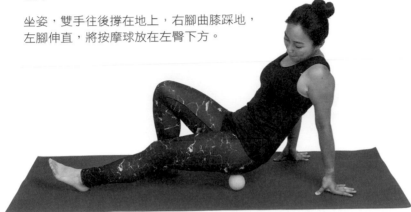

2.

重心移到左臀，坐在按摩球上，感覺球按壓在左臀肌肉；可前後左右移動臀部約1～2分鐘，或直到感覺肌肉放鬆。

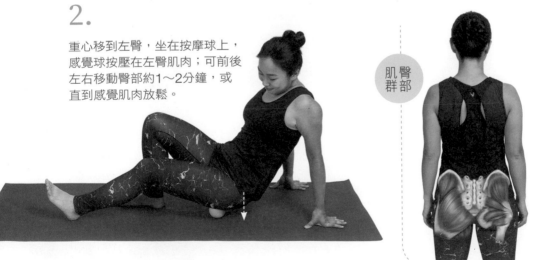

臀肌群部

※ 換邊重複相同的動作。

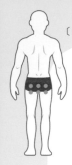

按摩球：**1～2** min
按壓：**10～15**秒

按摩球

1. 趴姿，雙手手肘撐起上半身，
   將按摩球放在大腿前端下。

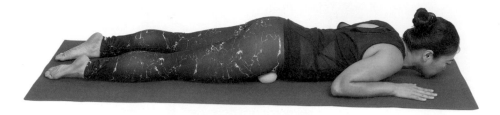

2. 雙手放鬆，讓上半身貼地，感覺球按壓
   在右大腿前端，再撐起上半身，反覆約
   1～2分鐘，或直到感覺肌肉放鬆。

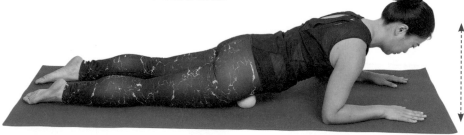

※ 換邊重複相同的動作。

Check！

尋找大腿前
端的闊筋膜
張肌部位。

1. 先找到大腿前側骨盆最突出
   的點。
2. 將同側手的掌緣放在點上，
   五指併攏，手指朝下。
3. 中指指尖處大約就是股直肌
   肌肉和肌腱的連結點。

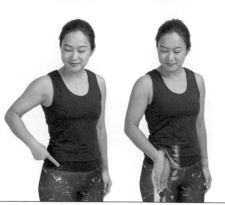

按壓

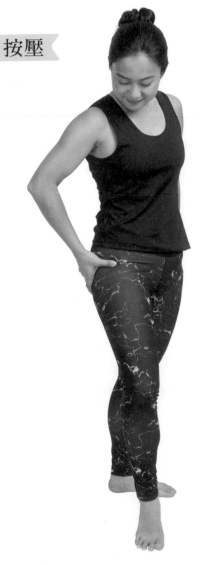

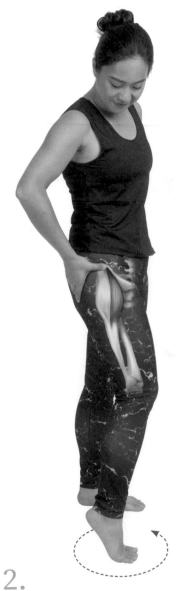

1.

站姿，右腳膝蓋微彎，腳尖朝右側，腳趾踩地；拇指按壓住大腿前側上端處不動。

2.

右腳掌轉向前側，帶動整條右腿從髖部、膝蓋至腳踝轉動，感覺肌肉束在姆指下一條條滑過；接著再回到1。反覆約1～2分鐘，或直到感覺肌肉放鬆。

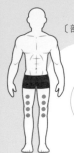

〔部位〕**膝蓋、大腿**

Ⓐ 大腿後側按摩

按摩球：**1～2** min

按摩球

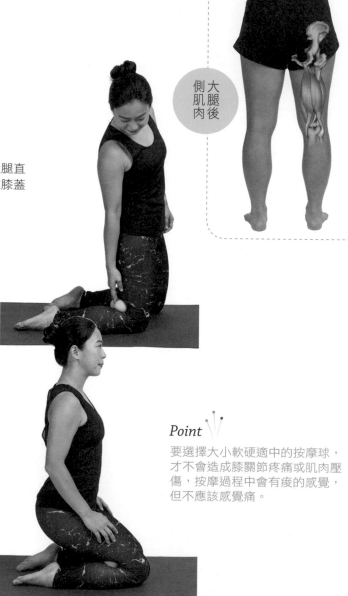

大腿後側肌肉

1.

跪姿，上半身至大腿直立，將按摩球放在膝蓋後方內凹處。

2.

緩緩坐下，讓臀部靠近腳跟，感覺膝蓋後方肌肉收縮，再直起身；反覆約1～2分鐘，或直到感覺肌肉放鬆。

Point

要選擇大小軟硬適中的按摩球，才不會造成膝關節疼痛或肌肉壓傷，按摩過程中會有痠的感覺，但不應該感覺痛。

按摩球：**1～2** min

B 大腿前側按摩

按摩球

1.

趴姿，雙手手肘彎曲，放在兩側肩膀旁邊，
將按摩球放在右大腿前側下方。

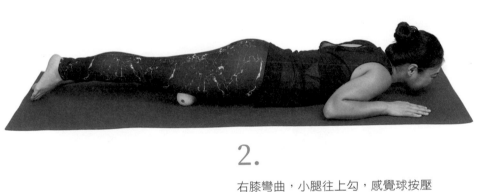

2.

右膝彎曲，小腿往上勾，感覺球按壓
在右大腿前側；再將小腿放下，反覆
約1～2分鐘，或直到感覺肌肉放鬆。

※ 換邊重複相同的動作。

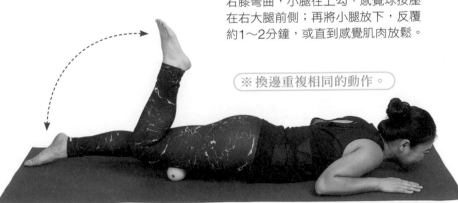

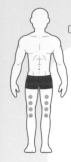

按壓

1.

坐姿，右腳膝蓋彎曲，用拇指壓住股四頭肌的上下肌腱交叉處。

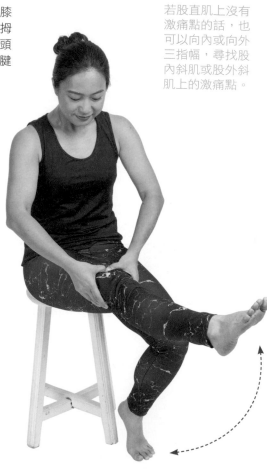

Point

若股直肌上沒有激痛點的話，也可以向內或向外三指幅，尋找股內斜肌或股外斜肌上的激痛點。

2.

膝蓋伸直，右小腿抬起，感覺按壓處的肌肉收縮，再回到1，重複抬起放下約10～15秒左右，或直到肌肉放鬆為止。

※ 換邊重複相同的動作。

Check！

找到股四頭
肌中的股直
肌與肌腱交
叉處。

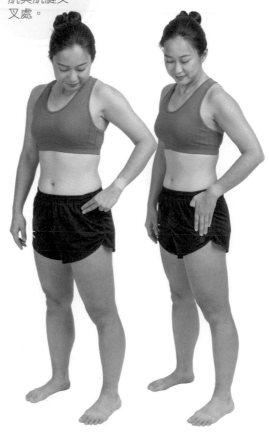

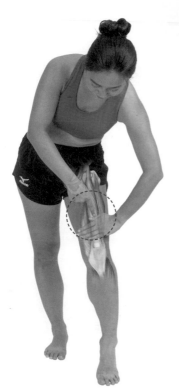

1. 膝蓋微彎，將手掌
   五指併攏、放在膝
   蓋上緣，拇指上方
   處大約是股直肌下
   方肌肉與肌腱的交
   叉點。

2. 先找到大腿前側骨盆最突出的點，
   將同側手的拇指根部放在點上，五
   指併攏，指尖朝下。在中指指尖處
   大約是股直肌上方肌肉與肌腱的交
   叉點。

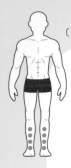

小腿肌肉按摩

按摩球 ▶ 小腿前側

Point

這兩個按摩,都可以用
滾筒取代按摩球。

1.

跪姿,小腿貼地,
將按摩球放在右小
腿前側脛前肌下。

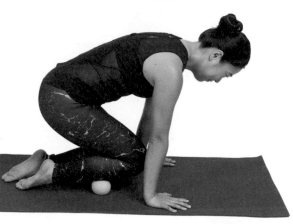

小腿前側
脛前肌

2.

上半身坐下,臀部坐
在腳跟上,感覺肌肉
收縮,接著將臀部抬
起,重複抬起放下約
10〜15秒左右,或
直到肌肉放鬆為止。

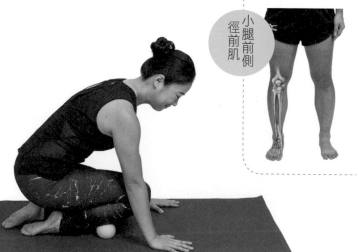

※ 換邊重複相同的動作。

按摩球 ▶ 小腿外側

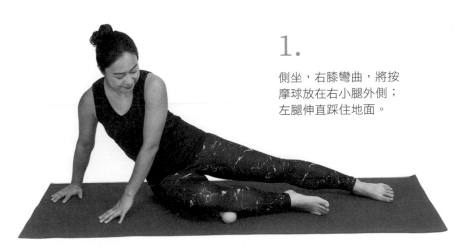

1.

側坐，右膝彎曲，將按摩球放在右小腿外側；左腿伸直踩住地面。

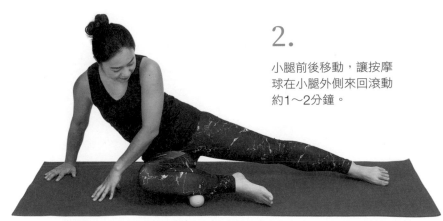

2.

小腿前後移動，讓按摩球在小腿外側來回滾動約1～2分鐘。

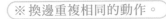

※ 換邊重複相同的動作。

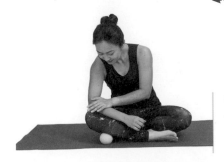

直接按壓痛點 盤腿坐姿，將按摩球壓在小腿外側下方，再用雙手由上往下加壓，用於特別緊繃的痛點上，效果會比較好。

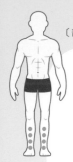

按摩球 ▶ 小腿後側

1.

坐姿,雙手往後撐住地板,右膝彎曲踩地,
左腿伸直,將按摩球放在小腿後側。

2.

左腳掌往後擺,感覺小腿後側肌肉收縮,
重複擺動腳掌約10～15秒左右,或直到
肌肉放鬆為止。

Check !

小腿後側肌
肉與下方肌
腱交叉點:

1. 坐在椅子上,右腳膝蓋彎
   曲、翹在左膝上。
2. 右腳掌往上勾,感覺小腿
   鼓起處,大約是交叉點。

※ 換邊重複相同的動作。

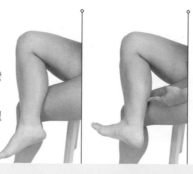

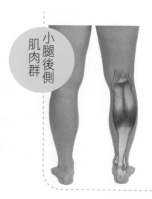

小腿後側
肌肉群

按壓 ▶ 小腿內側

1.

坐姿，右腳伸直，左膝彎曲，左腳跨在右膝的右側地板上。

2.

右手肘彎曲，直接在內側痛點按壓約1～2分鐘，或直到肌肉放鬆為止。

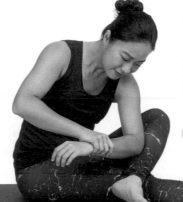

※ 換邊重複相同的動作。

Check！

小腿內側肌肉與上下方肌腱交叉點：

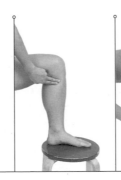
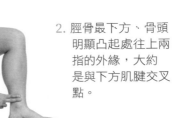

1. 單腳膝蓋彎曲，踩在椅子上，膝蓋後側內凹處往下兩指的外緣，大約是與上方肌腱交叉點。

2. 脛骨最下方、骨頭明顯凸起處往上兩指的外緣，大約是與下方肌腱交叉點。

Dr. Tu 這樣說

腳踝前側的疼痛常常與小腿前側肌肉有關，同理，腳踝外側的疼痛可能來自小腿外側，腳踝內側的疼痛來自小腿內側肌肉的緊繃。因此，想治療腳踝的疼痛，就必須先處理小腿肌肉緊繃的問題，不管是使用滾筒放鬆或者激痛點的按壓，都是很好的方式。

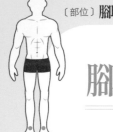

腳掌肌肉按摩

按摩球

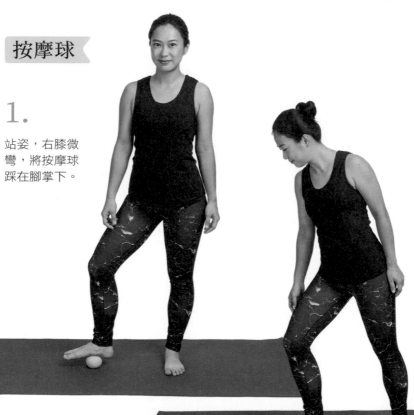

1.

站姿,右膝微彎,將按摩球踩在腳掌下。

2.

上半身往右微傾,將重心放在按摩球上,感覺足弓的肌筋膜被按壓;讓按摩球前後滾動,找尋最緊痛的點。接著回到1,反覆動作約1~2分鐘。

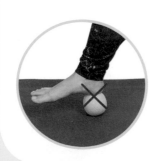

Point

若已經有足跟疼痛,建議不要將按摩球放在腳跟處按壓。

按摩球：**1~2** min
按壓：**10~15**秒

按壓

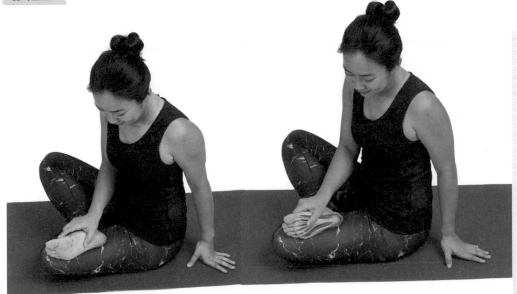

沿著腳拇指球的下方，進行弧狀的按摩，橫向的撥筋。持續地按壓，
或小幅度揉動，約10~15秒左右，或直到肌肉放鬆為止。

Dr. Tu 這樣說

拇指球，也就是第一腳掌骨的下方是許多下肢肌筋膜附著的點，因此按壓這個部
位，就可以一次放鬆許多筋膜，解決許多下肢、甚至腰背的不適。

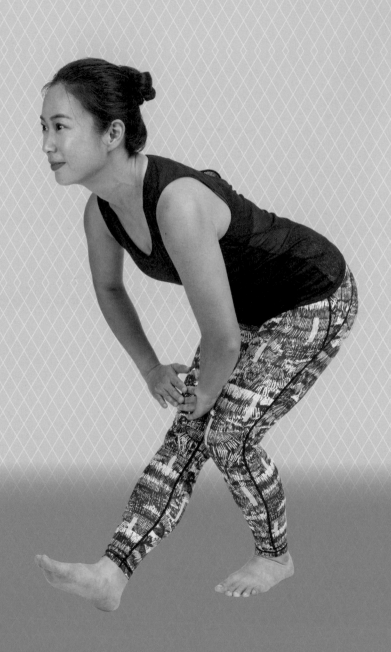

Chapter 11

伸展動作

伸展拉筋並不是要把肌肉肌腱拉得越鬆越好，而是要讓緊繃的部位恢復彈性，才能在身體進行各種動作時做出靈活的反應。而 PNF 伸展的特色，就是能均勻拉開緊繃的肌肉，達到完全的放鬆。

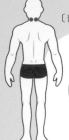

〔部位〕**頸部**

左右各**2**次，**2~3**組

Ⓐ 頭部側倒伸展

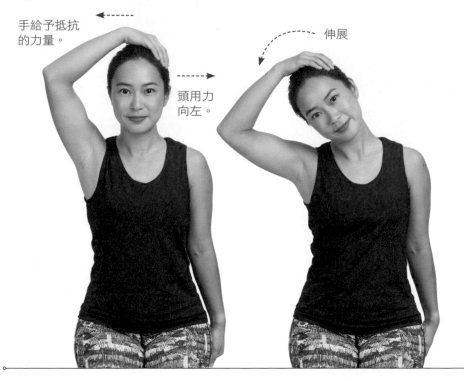

手給予抵抗的力量。

頭用力向左。

伸展

1. 坐姿，右手輕扣住頭部左側。左側斜方肌用力，感覺頭要往左，但右手出力抵抗，維持6秒。

2. 接著，右手將頭往右側拉，伸展左側的上斜方肌，約10秒。重複「抵抗-伸展」3次後換邊。

※ 換邊重複相同的動作。

Dr. Tu 這樣說

每一組伸展動作，希望你能至少做3次。每當用這種「收縮-放鬆」的方式伸展時，下一次的伸展放鬆就會比上一次伸展的角度來得更大，比起單純的伸展，可以讓肌肉緊繃的部位確實地得到放鬆的效果。

左右各**2**次，**2～3**組

B 側低頭伸展

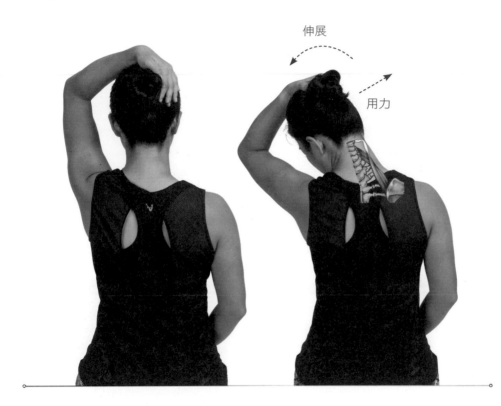

伸展

用力

1. 坐姿，左手舉起，輕輕扣住頭頂。

2. 先微微低頭，視線朝向左大腿；頸部以想要把頭抬起來的感覺出力6秒，左手出力抵抗固定住頭部，不要讓頭真的抬起來。

3. 接著放鬆抬頭的力道，左手將頭往斜下方輕壓，伸展頸部右後側的提肩胛肌約10秒。重複以上「收縮-放鬆」3次。

※ 換邊重複相同的動作。

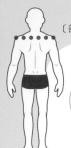

左右各**2**次，**2～3**組

A 雙臂互勾伸展

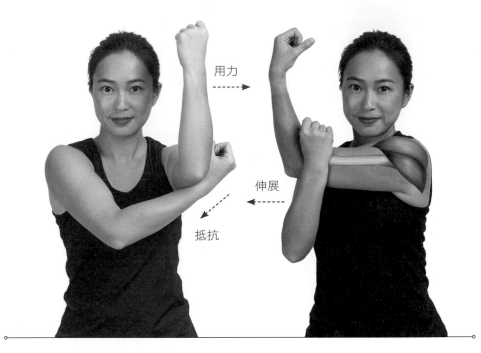

用力

伸展

抵抗

1. 左手手肘彎曲舉起，右手扣住左手，左手出力、往外推，維持不動約6秒。

2. 左手放鬆，右手將左手向身體的方向拉進來，伸展三角肌約10秒。重複以上「收縮-放鬆」3次。

※ 換邊重複相同的動作。

B 前彎扶桌伸展

1.

距離椅子約兩步的距離，上半身往前彎，面朝地，將雙手放在椅背上。雙手下壓，感覺腋下的肌肉在用力收縮、抵抗椅背，維持約6秒。

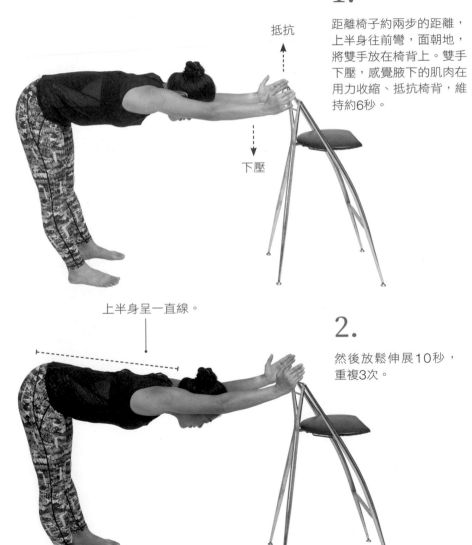

抵抗

下壓

上半身呈一直線。

2.

然後放鬆伸展10秒，重複3次。

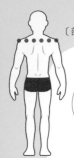

C 舉手側彎

左右各2次，2～3組

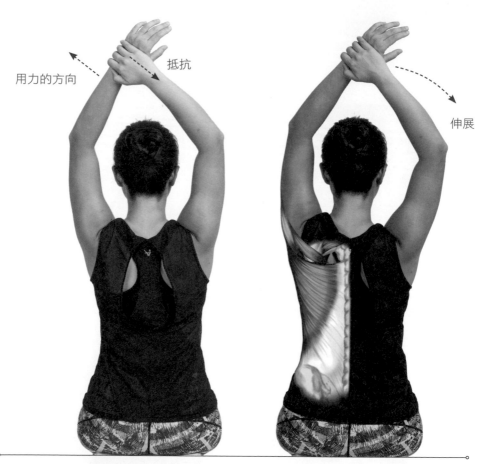

用力的方向

抵抗

伸展

1. 雙手高舉過頭，先用右手扣住左手，左側腋下的肌肉用力，感覺將手臂往外展開，但右手出力抵抗，維持6秒。

2. 然後放鬆，右手將左手往右下拉，伸展約10秒。重複以上「收縮-放鬆」3次。

※ 換邊重複相同的動作。

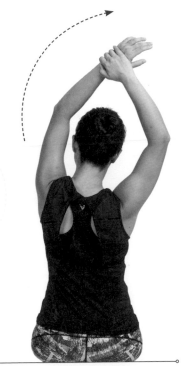

Check！

「收縮-放鬆」的伸展效果，會如圖片中所示，伸展角度越來越大。

第2次收縮-放鬆後，伸展的角度會比第1次更大。

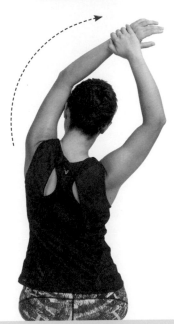

第3次收縮-放鬆後，伸展的角度又比第2次更大。

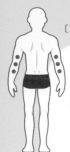

Ⓐ 扶牆扭轉伸展二頭肌

左右各**2**次
2～3組

1.

右手往右側舉起伸直，手心貼牆，二頭肌用力，感覺像是要轉開門把，內旋手腕與牆壁抵抗。

2.

然後放鬆身體，身體稍微往右轉，讓二頭肌伸展10秒。重複三次。

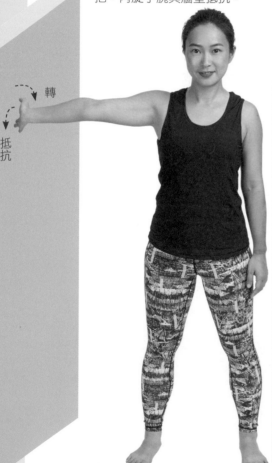

轉

抵抗

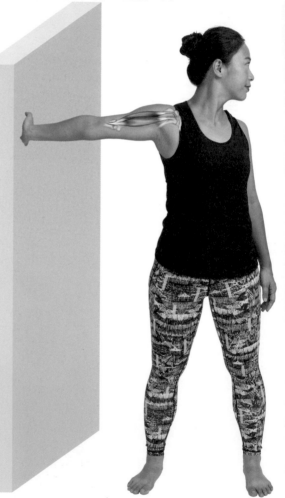

※ 換邊重複相同的動作。

B 舉手拉肘伸展三頭肌

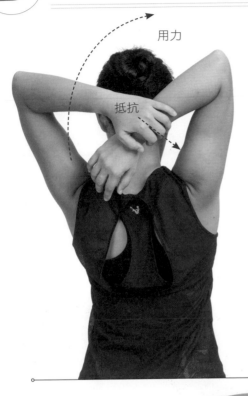

用力

抵抗

伸展

1.

右手舉起，手肘在腦後彎曲，左手扣住右手腕。

2.

右手三頭肌用力，也就是用力要把手肘伸直的感覺，持續約6秒。

3.

然後放鬆，讓左手將右手臂往左下方拉，伸展三頭肌約10秒，重複3次。

※ 換邊重複相同的動作。

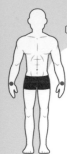

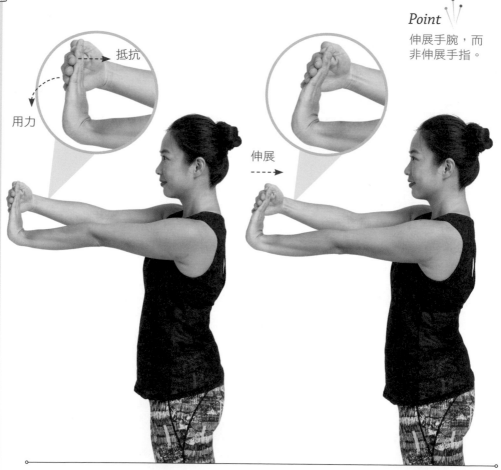

Point
伸展手腕，而
非伸展手指。

抵抗

用力

伸展

1. 雙手舉起伸直，用右手將左手掌（指尖朝上）往後推，左手腕用力（往
下彎），互相抵抗約6秒，然後右手腕放鬆，伸展10秒，重複3次。

※ 換邊重複相同的動作。

206　CH11　伸展動作

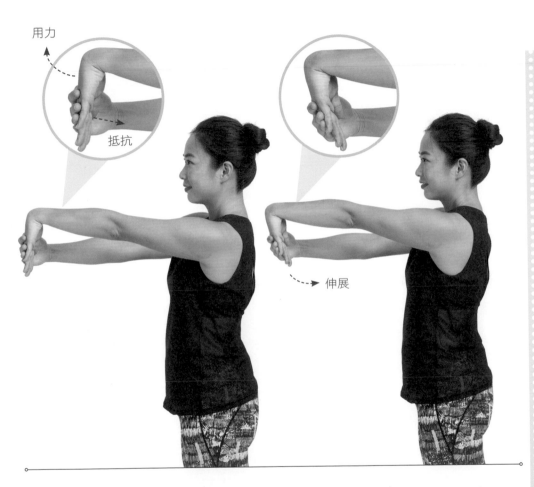

用力

抵抗

伸展

2. 雙手舉起伸直，右手將左手背（指尖朝下）往內推，左手腕用力（往上翹），互相抵抗約6秒，然後左手腕放鬆，伸展10秒，重複3次。

※ 換邊重複相同的動作。

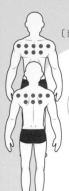

左右各**2**次，**2～3**組

Ⓐ 貼牆轉身伸展胸肌

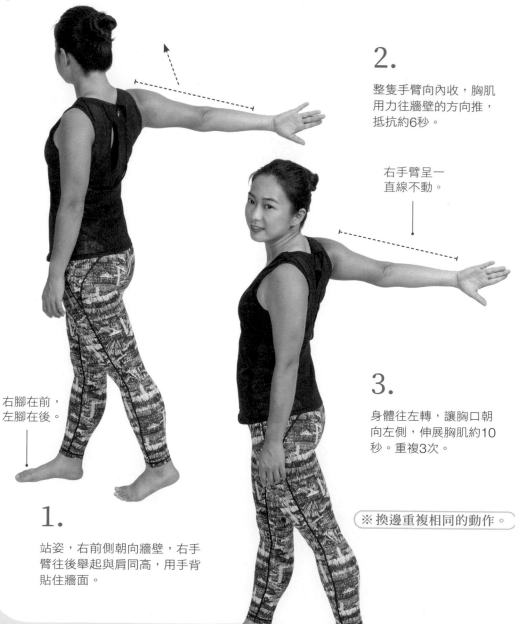

2.
整隻手臂向內收，胸肌用力往牆壁的方向推，抵抗約6秒。

右手臂呈一直線不動。

3.
身體往左轉，讓胸口朝向左側，伸展胸肌約10秒。重複3次。

右腳在前，左腳在後。

1.
站姿，右前側朝向牆壁，右手臂往後舉起與肩同高，用手背貼住牆面。

※ 換邊重複相同的動作。

B 挺身嬰兒式伸展背肌

1. 趴姿，臉朝下，雙手手肘彎曲，
讓額頭靠在手背上。

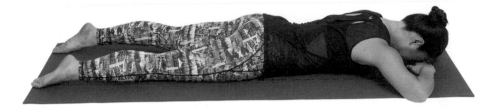

Point

2. 背肌用力，把上半身抬起
一點，維持約6秒。

抬起的幅度不用很
高，如果背肌的力
量不夠，手也可以
稍微幫忙支撐。

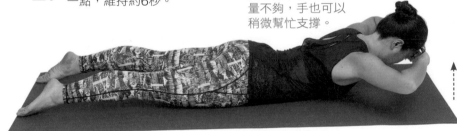

抬起

3. 下半身改跪姿，雙手往前伸，感覺整個背部舒服地伸展，
維持約10秒。重複5次。

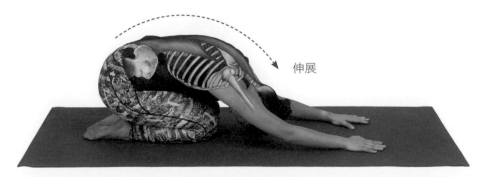

伸展

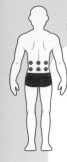

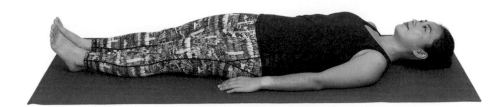

共**5**次

抬臀曲膝伸展腰臀

1. 仰躺姿勢，雙腳打直，腳跟靠在地板上。

2. 收縮下背肌和臀肌，把屁股抬高，讓下背、
   臀部和大腿離開地板，維持約6秒。

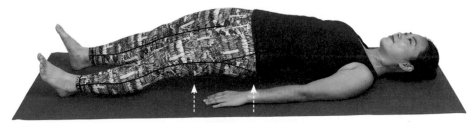

抬起

3.

雙腳曲膝至胸前，
雙手從膝蓋後側抱
住雙腿，伸展約10
秒。重複3次。

伸展

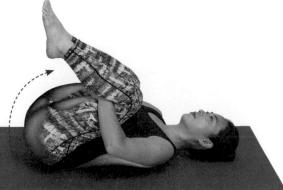

進階版姿勢

可以挑戰單邊作抬臀曲膝伸展。

1.

仰躺姿勢，左腳伸直，
右腳曲膝踩地。

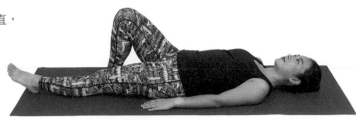

2.

收縮下背肌和臀肌，把屁股抬高，
讓下背、臀部和大腿離開地板。

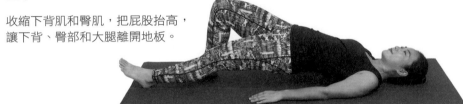

3.

將右腳抬起，維持約6秒。

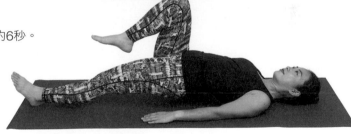

4.

右腳曲膝踩回地面，雙手抱住左
膝後方，將左大腿往胸口拉，伸
展約10秒，重複3次後換邊。

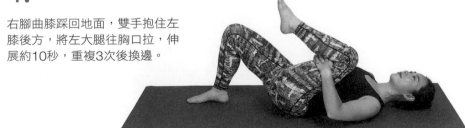

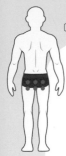

共**5**次

Ⓐ 仰躺抱膝翹腳伸展

1.

仰躺姿勢，右膝彎曲90度踩地，將左腳翹在右膝上，左腳腳踝向地板的方向用力往下，壓住右大腿，約6秒後放鬆。

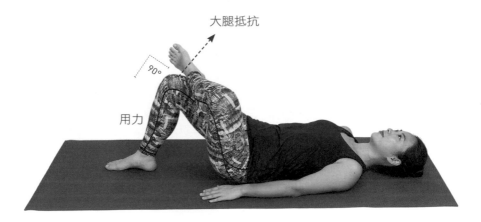

大腿抵抗

90°

用力

2.

雙手繞到右大腿後方，將右膝往頭部方向拉，伸展左邊梨狀肌約10秒，重複3次。

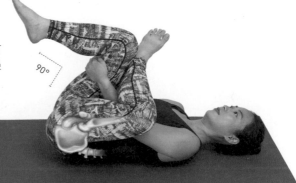

90°

B 弓箭步下壓伸展

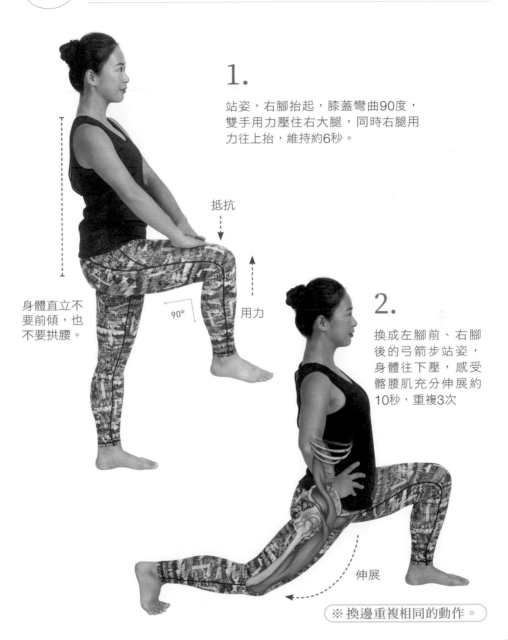

1.

站姿，右腳抬起，膝蓋彎曲90度，雙手用力壓住右大腿，同時右腿用力往上抬，維持約6秒。

抵抗

用力

90°

身體直立不要前傾，也不要拱腰。

2.

換成左腳前、右腳後的弓箭步站姿，身體往下壓，感受髂腰肌充分伸展約10秒，重複3次

伸展

※ 換邊重複相同的動作。

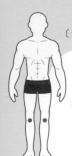

A 拉腳伸展大腿前側

抵抗

用力

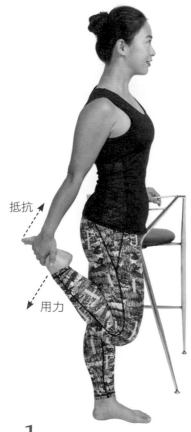

伸展

伸展股四頭肌。

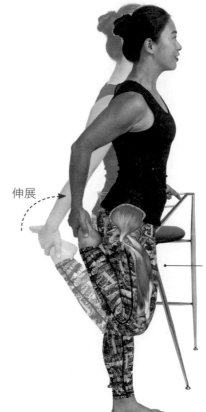

1.

站姿，左手扶穩桌沿或椅背，右腳膝蓋彎曲，右手拉住腳背。大腿前側的股四頭肌用力，像是要讓腳往地板方向踢，同時右手持續拉住腳背，讓兩種力量互相抵抗；用力6秒後放鬆。

2.

然後把腳跟盡量往臀部方向拉，伸展大腿前側約10秒，再回到1，重複「收縮-放鬆」3次後換邊。

※ 換邊重複相同的動作。

左右各**3**次

B 站姿伸腿壓膝伸展

1.

站姿,右腳膝蓋彎曲,讓腳跟後側靠著左小腿前側,右大腿後側肌肉收縮,也就是用力彎曲膝蓋的感覺,讓右腳跟壓著小腿,抵抗約維持6秒。

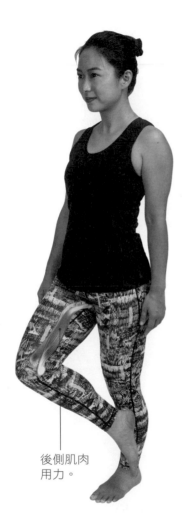

後側肌肉用力。

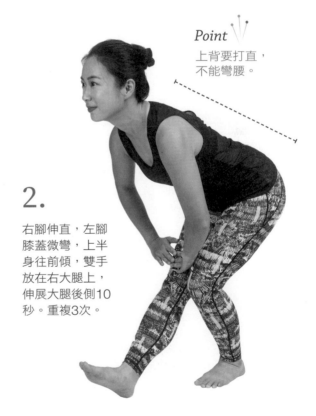

Point
上背要打直,不能彎腰。

2.

右腳伸直,左腳膝蓋微彎,上半身往前傾,雙手放在右大腿上,伸展大腿後側10秒。重複3次。

※ 換邊重複相同的動作。

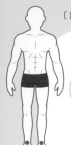

左右各**3**次

Ⓐ 坐姿翹腳伸展

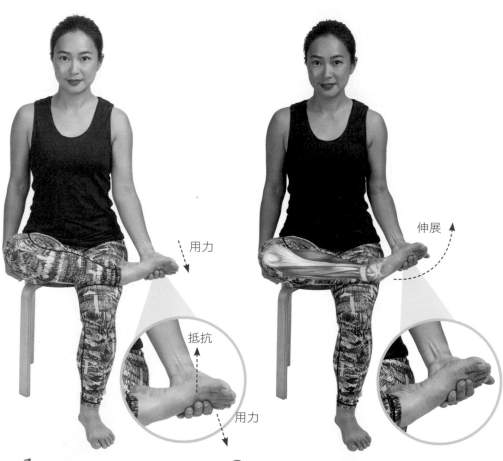

用力

伸展

抵抗

用力

1.

腳板往外、往下用力，與手拉住的力量互相抵抗約6秒。

2.

放鬆，讓右手把腳掌往上拉，伸展小腿外側10秒，重複3次。

※ 換邊重複相同的動作。

B 弓箭步伸展

1.

站在椅子前約一步,上半身往前傾,
雙手扶穩椅子;左腳在前、右腳在後
呈弓箭步。

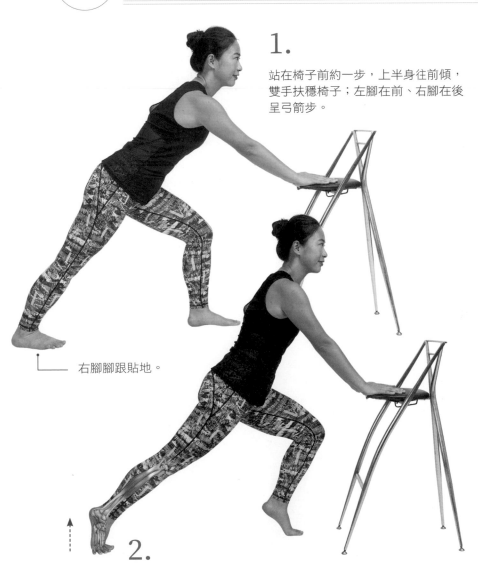

右腳腳跟貼地。

2.

墊起右腳腳尖,持續6秒;接著腳跟貼回地面,
伸展右小腿後側肌肉10秒,重複3次。

※ 換邊重複相同的動作。

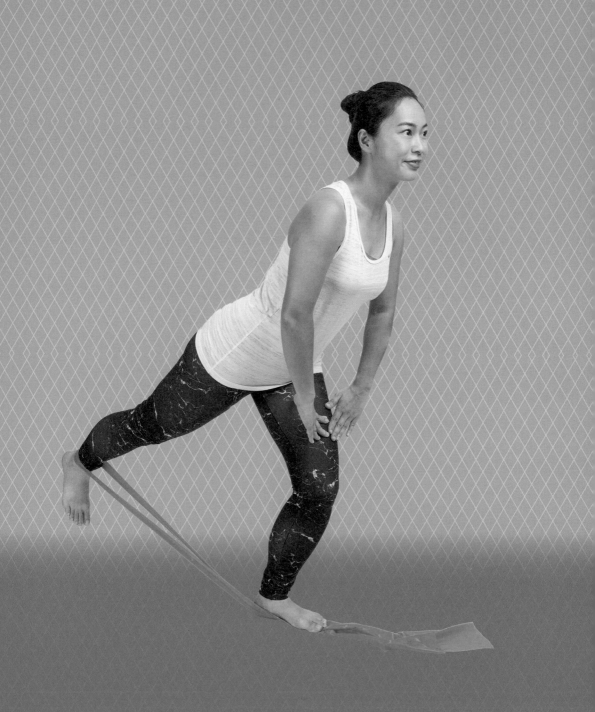

Chapter (12)

訓練動作

在書中的訓練動作，會著重在肌肉「離心收縮」的減速訓練，除了避免拉傷肌肉、肌腱，更能減輕關節的衝擊磨損，也就是以「預防傷害」為主要目的。

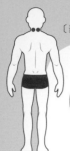

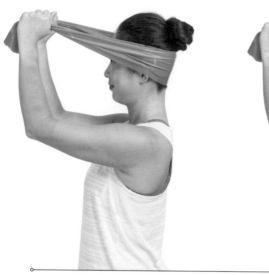
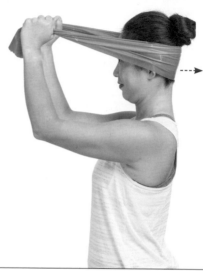

10〜15次

A 後推彈力帶

1. 起始位置：耳朵在肩關節的正上方，將彈力帶繞過後頭部，雙手在額頭前方抓住彈力帶兩端。

2. 頭輕輕地向後頂，不需要用盡全力，大約是微微收下巴的力量即可，然後再慢慢的回到起始位置。。

Dr. Tu 這樣說

在做這兩項頸部強化訓練時，不可以太用力，過程中保持可以講話、不吃力的程度。如果發現講話吃力、聲音改變，表示淺層的頸部肌肉太用力，反而無法有效鍛鍊到深層的頸屈肌。

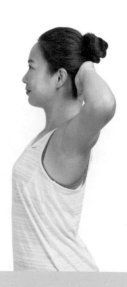

〔徒手做〕 如果沒有彈力帶的話，也可以用手當作阻力，讓頸部肌肉與手的力量相對抗即可。

B 側推彈力帶

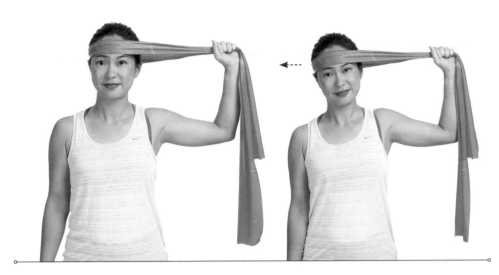

1. 將彈力帶繞過右側頭部，用左手抓住彈力帶兩端。

2. 頭向右側用力，然後再慢慢回到中間，重複10~15次後換邊。

Dr. Tu 這樣說

對打型、耐力型的運動，一定要鍛鍊頸部肌力！

頸部肌肉主要是對抗阻力與維持穩定，因此頸部的肌力對一些對打類的運動項目非常重要，例如拳擊、跆拳和柔道等等。當頭頸部被攻擊的時候，頸部肌肉必須有力量去抵擋外來的力量，否則很容易出現腦震盪或者頸椎韌帶受損或頸椎關節錯位等問題。

此外，對一些耐力型運動來說，頸部的肌耐力也非常重要，例如自行車或馬拉松選手，頸部必須長時間維持穩定。頸部肌肉非常容易疲勞緊繃，長期下來則容易造成頸椎椎間盤的壓力增加，因此頸部肌耐力的訓練就非常重要。

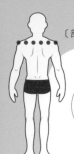

Ⓐ 雙臂上舉

10～15次

1.

站姿,右腳往前一步,將彈力帶中間踩在腳下,雙手抓住兩端。

Check !

也可以用啞鈴代替彈力帶,增加阻力。

2.

將手臂緩緩抬起到水平,約1～2秒;再慢慢放下,約4～6秒。

其他姿勢做 雙臂上舉強化訓練,可以用跪姿、站姿和弓箭步站姿做。

1-2秒
上舉

4-6秒
放下

左右各**10～15**次

Ⓑ 曲肘內外轉

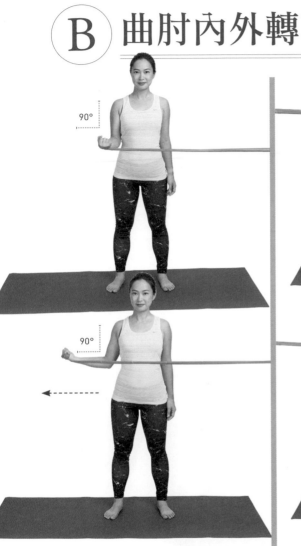

90°

90°

90°

90°

1. 外轉

手肘彎曲90度，手掌朝上。
將彈力帶一端纏在右手掌，另一端固定在身體的左側，右手朝身體右側向外轉開90度約1-2秒，再慢慢回到起始位置約4-6秒。

※ 換邊重複相同的動作。

2. 內轉

手肘彎曲90度，手掌朝上。
將彈力帶一端纏在右手掌，另一端固定在身體的右側；手肘不動，右手朝身體左側向內轉90度約1-2秒，再慢慢回到起始位置約4-6秒。

※ 換邊重複相同的動作。

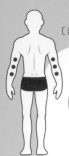

左右各 **10～15**次

A 曲肘強化二頭肌

1.

右腳踩住彈力帶兩端，右手掌心朝上，拉住中間。

2.

手肘彎曲，拉起彈力帶，再慢慢放下，回到1的起始位置。

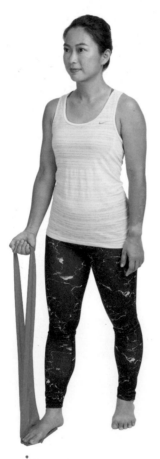

放下
4-6秒

拉起
1-2秒

Point

舉起（約1~2秒）、放下（約4~6秒）動作都要緩慢，才有強化的效果。

※ 換邊重複相同的動作。

Ⓑ 舉起強化三頭肌

1.

站姿，腳踩住彈力帶的一端，另一端纏住右手掌，右手抬起，往後彎曲手肘。

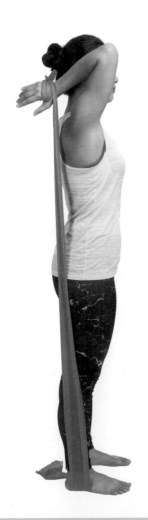
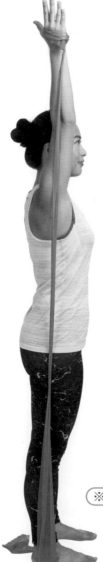

2.

將手舉高約1-2秒，感受彈力帶的張力，然後緩慢地放下約4-6秒。

※換邊重複相同的動作。

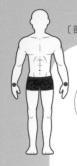

〔部位〕**手腕** •

Ⓐ 腕部強化訓練

A1 | 手腕彎舉

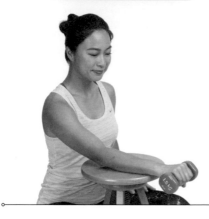

手腕動，
手臂不動。

1. 前手臂內側靠著椅面，手腕以下垂出桌面，掌心朝下，手握啞鈴。

2. 手腕向上翹起舉起啞鈴（約1~2秒），再慢慢放下來（約4~6秒）。

A2 | 手腕反向彎舉

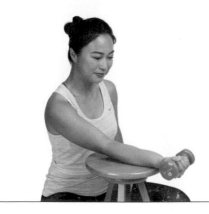

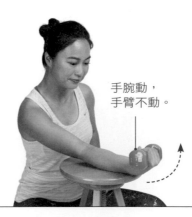

手腕動，
手臂不動。

1. 前手臂背側靠著椅面，手腕以下垂出桌面，掌心朝上，手握啞鈴。

2. 手腕向上彎曲舉起啞鈴（約1~2秒），再慢慢放下來（約4~6秒）。

Check！

球棒可用掃把代替，只要是其中一端有重量的物品皆可使用。

A3｜手腕內旋和外轉

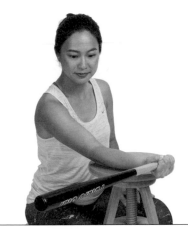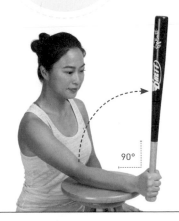

90°

1. 內旋
右手前手臂背側靠著椅面，掌心朝上，手握球棒尾端；手腕向內轉約90度（約1~2秒），再慢慢回到原位（約4~6秒）。

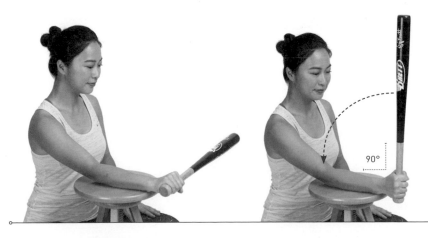

90°

2. 外轉
右手前手臂內側靠著椅面，掌心朝下，手握球棒尾端；手腕向外轉約90度（約1~2秒），再慢慢回到原位（約4~6秒）。

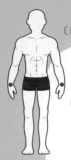

〔部位〕手腕

左右各**10～15**次

Ⓑ 腕部側邊訓練

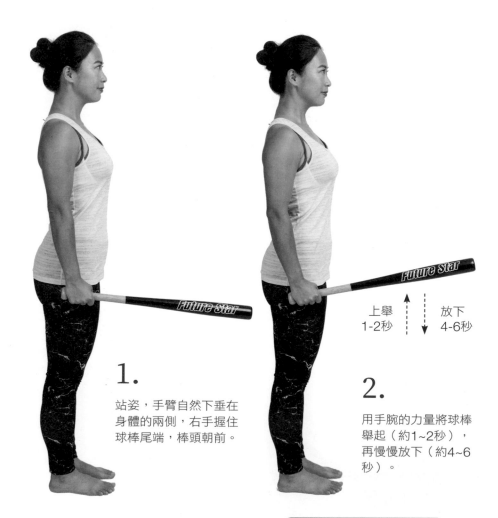

上舉　　放下
1-2秒　　4-6秒

1.

站姿，手臂自然下垂在身體的兩側，右手握住球棒尾端，棒頭朝前。

2.

用手腕的力量將球棒舉起（約1~2秒），再慢慢放下（約4~6秒）。

※ 換邊重複相同的動作。

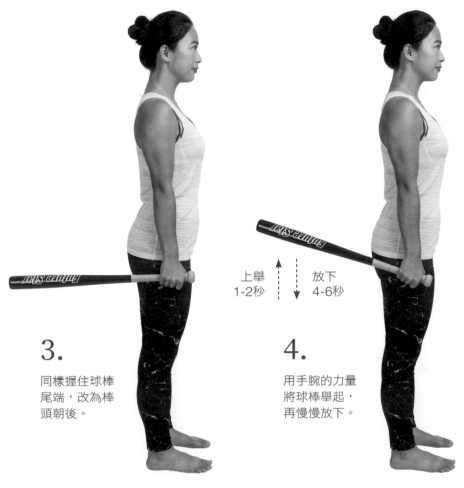

上舉
1-2秒

放下
4-6秒

3.

同樣握住球棒尾端，改為棒頭朝後。

4.

用手腕的力量將球棒舉起，再慢慢放下。

※ 換邊重複相同的動作。

Dr. Tu 這樣說

預防手腕運動傷害，要多練指力和腕力！

球拍類運動導致手腕受傷的原因之一，是手指的握力不足和腕力太差。

手指的肌腱與肌肉大多延伸到整個前手臂，在握住球拍擊球的瞬間，球衝擊球拍的力量，沒有辦法從手部（手指、手掌、手腕）移轉到手臂，因此會造成手腕關節承受太多的衝擊力量。如果想要減少手腕的運動傷害，一定要加強手指握力和腕力的訓練。

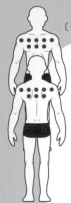

10～15次

Ⓐ 站姿彈力帶聳肩

1.

站姿,將彈力帶的中間踩在腳底,雙手抓住彈力帶兩端。

Dr. Tu 這樣說

站姿可以雙手拿等重的物品,如水瓶、包包或啞鈴,然後做聳肩放下的動作;坐姿則可在辦公室進行

2.

向上聳肩,維持1～2秒,然後慢慢放下。放下的動作約花4～6秒。

Point

頸部和身體保持一直線,手肘不要彎曲。

其他姿勢做 也可以改用坐姿,雙腳微開與肩同寬,踩住彈力帶中間,雙手抓住彈力帶兩端,向上聳肩,再緩緩放下。

B 站姿彈力帶後拉

10~15次

1.

站姿,將彈力帶中間固定在比頭部稍高的地方;上半身挺直,一腳在前、一腳在後,雙手拉住彈力帶兩端。

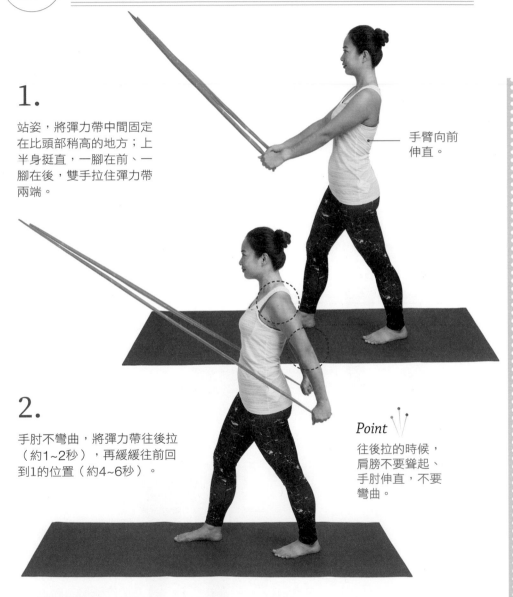

—— 手臂向前伸直。

2.

手肘不彎曲,將彈力帶往後拉(約1~2秒),再緩緩往前回到1的位置(約4~6秒)。

Point
往後拉的時候,肩膀不要聳起、手肘伸直,不要彎曲。

其他姿勢做 這個動作也可用跪姿進行。單膝跪地,另一腳膝蓋彎曲90度踩地,彈力帶綁在比頭部稍高的位置,同站姿的方式將彈力帶往後拉。

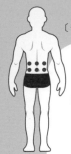

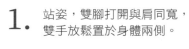
左右各**10～15**次

Ⓐ 兩側腰肌肌力訓練

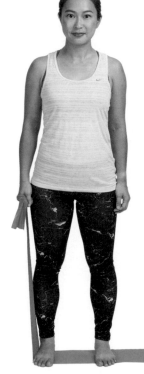

1. 站姿，雙腳打開與肩同寬，雙手放鬆置於身體兩側。

2. 將彈力帶一端踩在雙腳腳下，另一端纏繞在右手掌上。

3. 左側腰部肌肉用力，上半身往左側彎曲（約1~2秒），再慢慢回到1的起始位置（約4~6秒）。

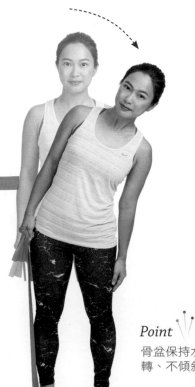

※ 換邊重複相同的動作。

Check !

這個動作也可以坐在大的阻力球上進行。

Point

骨盆保持水平，不扭轉、不傾斜。

Ⓑ 背肌訓練

B1 | 坐姿曲肘

1.

將彈力帶中段坐在臀部下固定，雙手纏繞兩端，手肘彎曲抬起，把彈力帶拉出一個張力，讓雙手交叉放在肩膀上。

2.

上半身往前傾。

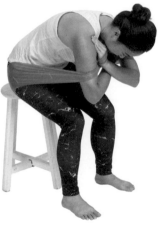

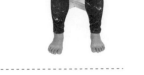
正面

3.

下背部肌肉用力，將上半身抬起（約1~2秒）；身體直立，然後再慢慢回到2的位置（約4~6秒）。

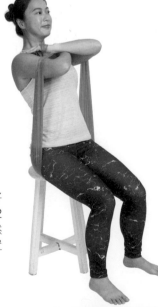

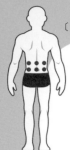

10～15次

B2 | 彈力帶硬舉

Point

注意背部不可以拱起、
肩膀不要聳起。

上半身往前微彎約
45-60度。

45°

手肘伸直。

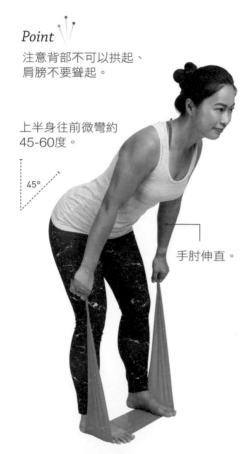

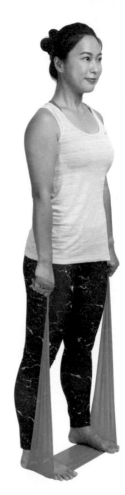

Point

用臀部的肌肉
出力；如果發
現挺直時小腹
往前凸出或者
腰痠，表示用
錯力量。

1. 站姿，將彈力帶中間以
雙腳穩穩踩住，上半身
往前微彎，將彈力帶拉
緊，並把多餘的部分纏
繞在雙手。

2. 臀部肌肉用力，感覺把屁股往前
推，身體順勢直立起來（約1~2
秒），然後再慢慢回到1的位置
（約4~6秒）。

C 上半身旋轉強化訓練

C1｜跪姿轉身下拉

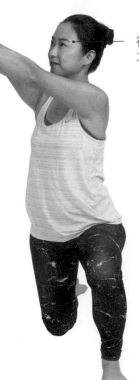

彈力帶在頭部左上方。

視線朝右（抓住彈力帶的雙手）。

1. 左膝跪地，把彈力帶固定在比頭部稍高的右上方，上半身朝向右側，雙手抓住彈力帶兩側。

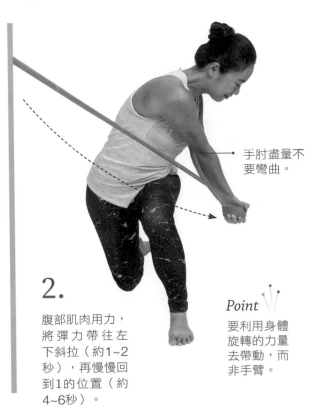

手肘盡量不要彎曲。

2.

腹部肌肉用力，將彈力帶往左下斜拉（約1~2秒），再慢慢回到1的位置（約4~6秒）。

Point
要利用身體旋轉的力量去帶動，而非手臂。

※ 換邊重複相同的動作。

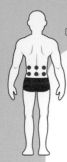

C2 | 站姿轉身上拉

視線朝下,看
著抓住彈力帶
的雙手。

其他姿勢做 這個動
作也可用坐姿進行。

視線隨著雙手
舉高朝上。

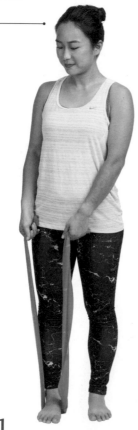

上半身
挺直。

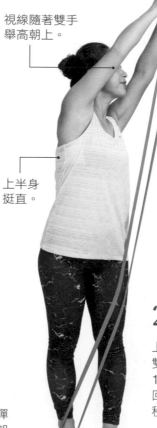

Point
要利用身體
旋轉的力量
去帶動,而
非手臂。

2.

上半身旋轉向左,連同
雙手一起往左上拉(約
1~2秒),然後再慢慢
回到1的位置(約4~6
秒)。

1.

站姿,雙腳打開與肩同寬;將彈
力帶中間以右腳踩穩,上半身朝
右並往前微彎,雙手伸直,拉住
彈力帶兩端。

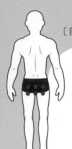

左右各**10～15**次

Ⓐ 髖關節後伸強化訓練

A1｜弓箭步後抬腿

1. 弓箭步站姿，左腳在前，右腳在後，雙膝微彎；彈力帶繞過右腳（後腳），兩端用左腳（前腳）踩穩。

2.
上半身往前微彎，雙手放在左大腿上，保持重心穩定。

3.
右腳往後抬，臀肌用力，大腿往後上方抬起（約1~2秒），然後再慢慢回到2的位置（約4~6秒）。

Point
用臀部肌肉的力量，注意上半身打直，腰部不可以彎曲。

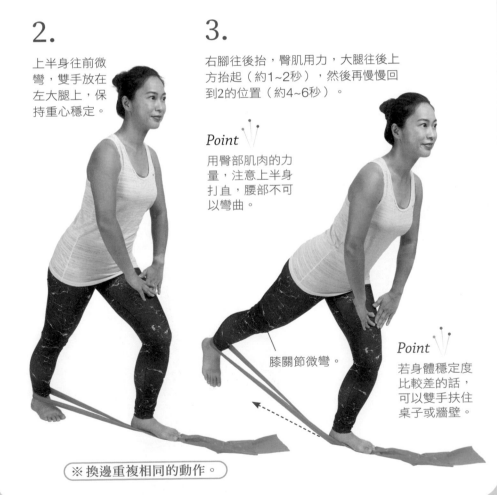

膝關節微彎。

Point
若身體穩定度比較差的話，可以雙手扶住桌子或牆壁。

※換邊重複相同的動作。

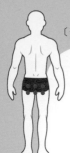

左右各**10～15**次

A2│站姿撐椅後抬腿

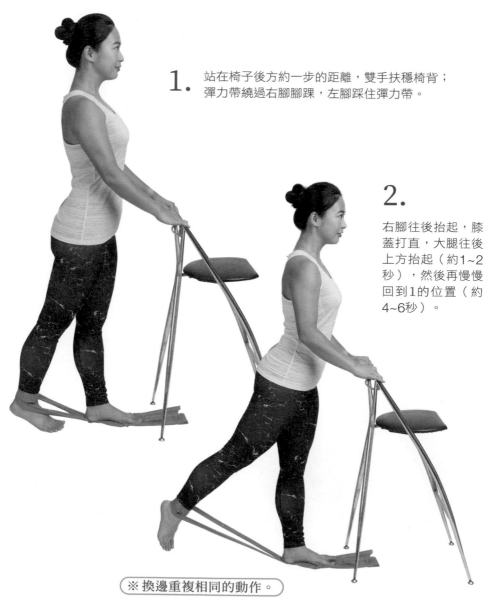

1. 站在椅子後方約一步的距離，雙手扶穩椅背；彈力帶繞過右腳腳踝，左腳踩住彈力帶。

2.

右腳往後抬起，膝蓋打直，大腿往後上方抬起（約1~2秒），然後再慢慢回到1的位置（約4~6秒）。

※換邊重複相同的動作。

左右各**10～15**次

B 髖關節外展強化訓練

B1 | 螃蟹走

Check !

動作過程中，注意骨盆不可以扭轉，上半身不可以側彎或駝背。

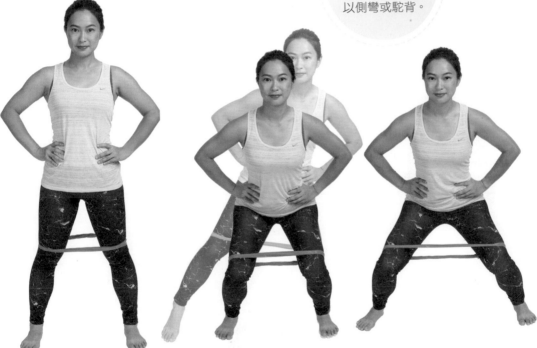

1.
站姿，雙腳與肩同寬，雙手叉腰，將彈力帶繞圈纏在大腿。

2.
雙膝微蹲，抬起右腳，往右跨一大步。

3.
維持膝蓋微彎，左腳往右一小步，右腳再往右跨一大步。

※ 約走 5 步後，換邊重複相同的動作。

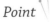

Point

纏繞的部位如果越低，則難度越高，例如纏繞在小腿的話，會比在大腿的難度高。

〔部位〕**臀部（髖關節）**

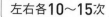

左右各**10～15**次

B2｜站姿叉腰外展

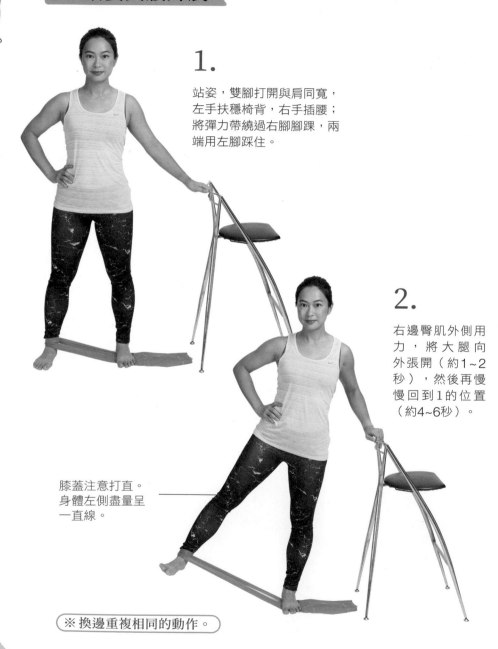

1.

站姿，雙腳打開與肩同寬，左手扶穩椅背，右手插腰；將彈力帶繞過右腳腳踝，兩端用左腳踩住。

2.

右邊臀肌外側用力，將大腿向外張開（約1～2秒），然後再慢慢回到1的位置（約4~6秒）。

膝蓋注意打直。身體左側盡量呈一直線。

※ 換邊重複相同的動作。

Ⓒ 髖關節前屈強化

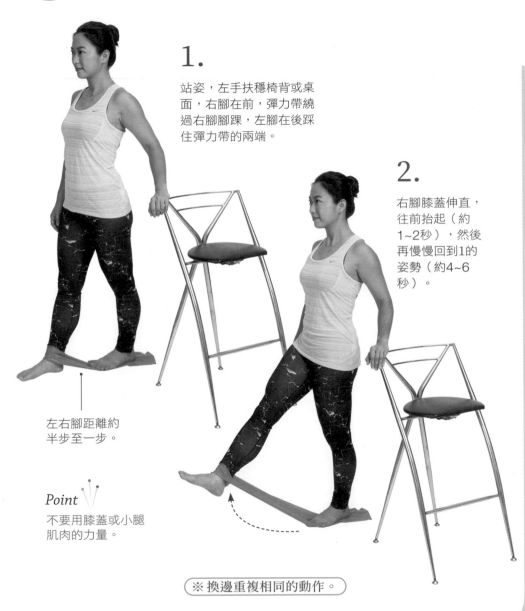

1.

站姿，左手扶穩椅背或桌面，右腳在前，彈力帶繞過右腳腳踝，左腳在後踩住彈力帶的兩端。

2.

右腳膝蓋伸直，往前抬起（約1~2秒），然後再慢慢回到1的姿勢（約4~6秒）。

左右腳距離約半步至一步。

Point
不要用膝蓋或小腿肌肉的力量。

※ 換邊重複相同的動作。

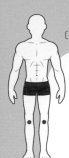

左右各**10~15**次

A 坐姿彈力帶踢腿

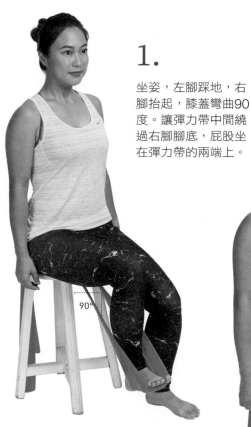

1.

坐姿,左腳踩地,右腳抬起,膝蓋彎曲90度。讓彈力帶中間繞過右腳腳底,屁股坐在彈力帶的兩端上。

90°

2.

右腳膝蓋慢慢往前伸直(約1~2秒),再慢慢放下(約4~6秒),回到1的位置。

其他姿勢做 也可以用平躺的姿勢進行。一腳膝蓋彎曲,將彈力帶繞過彎曲腳的腳底,雙手拉住兩端,膝蓋伸直,再緩緩回到彎曲的姿勢。左右交換重複相同的動作。

※ 換邊重複相同的動作。

Ⓑ 深蹲坐椅訓練

1.

後方放一張椅子，高度約
在膝蓋；雙腳打開與肩同
寬，雙手向前水平舉起，
幫助保持身體平衡。

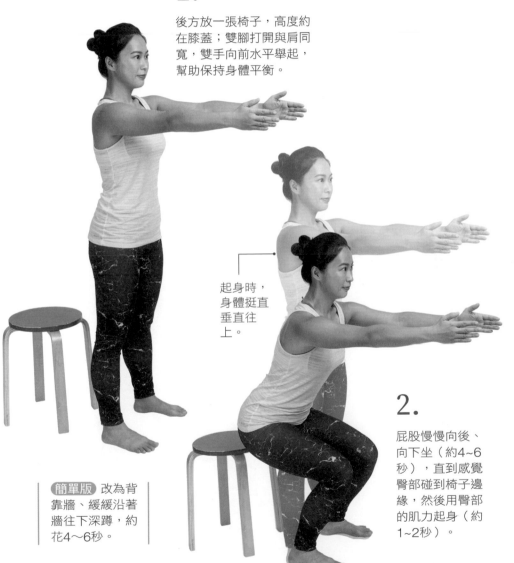

起身時，
身體挺直
垂直往
上。

2.

屁股慢慢向後、
向下坐（約4~6
秒），直到感覺
臀部碰到椅子邊
緣，然後用臀部
的肌力起身（約
1~2秒）。

簡單版 改為背
靠牆、緩緩沿著
牆往下深蹲，約
花4~6秒。

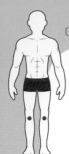

C 弓箭步深蹲訓練

10～15次，2～3組

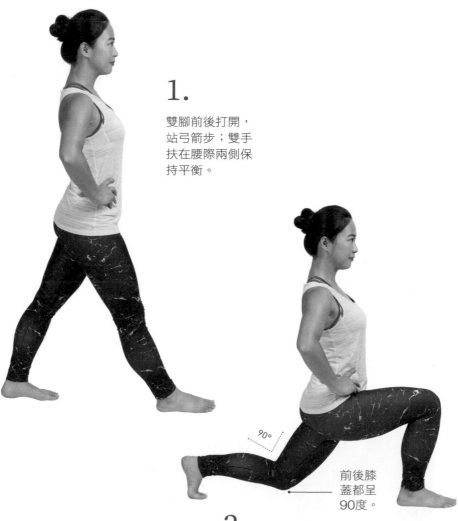

1.

雙腳前後打開，
站弓箭步；雙手
扶在腰際兩側保
持平衡。

90°

前後膝
蓋都呈
90度。

2.

盡量保持上半身不動，垂直慢慢往下蹲，
約花4～6秒；起身時可用一般速度，約花
1～2秒。

進階版 | 用弓箭步前、後跨步蹲

Point

用自己的弓箭步步距前後跨步,避免用到錯誤的肌肉部位。

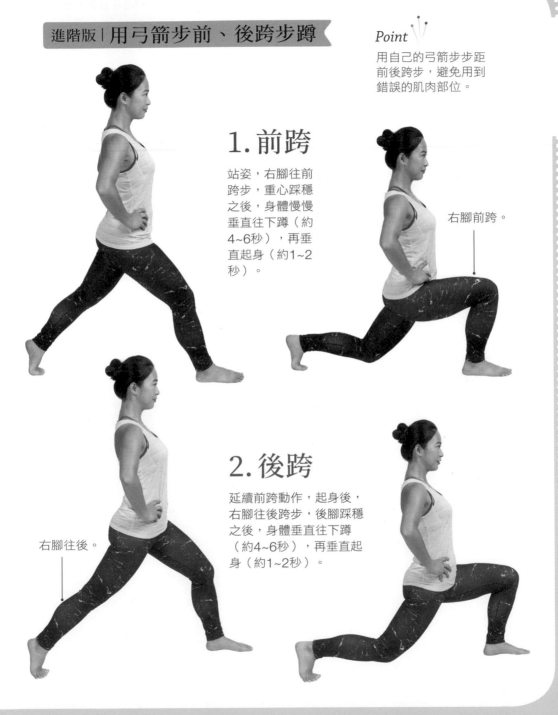

1.前跨

站姿,右腳往前跨步,重心踩穩之後,身體慢慢垂直往下蹲(約4~6秒),再垂直起身(約1~2秒)。

右腳前跨。

2.後跨

延續前跨動作,起身後,右腳往後跨步,後腳踩穩之後,身體垂直往下蹲(約4~6秒),再垂直起身(約1~2秒)。

右腳往後。

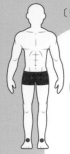

〔部位〕**腳踝**

A 墊腳減速肌力訓練

左右各**10～15**次

Check !

特別針對小腿後側肌群的訓練。

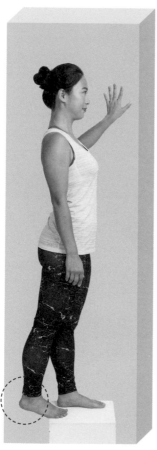
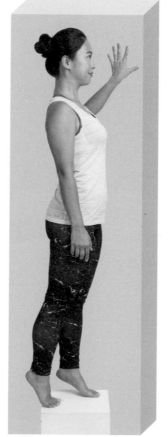
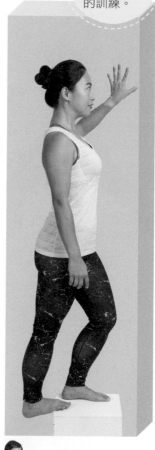

1.

站在階梯上，左腳踩穩，右腳腳跟懸空，手扶穩牆壁。

2.

右腳墊起腳尖（約1-2秒），然後再慢慢放下右腳腳跟（約4-6秒）。

Dr. Tu 這樣說

站在階梯邊緣的話，相較於前腳掌的位置，腳跟可以放到水平面以下，對於小腿後側肌肉離心收縮的訓練效果更多。

B 腳踝內外轉訓練

B1 | 內轉穩定訓練

1. 坐姿，右腳腳跟貼地，腳尖朝上；將彈力帶繞過右腳腳掌，右手拉住彈力帶兩端製造張力。

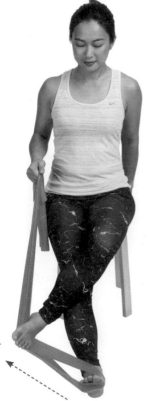

製造向外的張力。

2.

左腳曲膝，左小腿靠在右腿上，將彈力帶往外踩（懸空）。

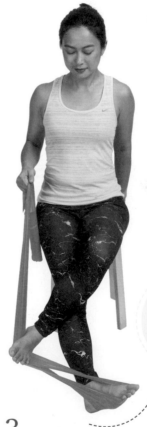

Check！

特別針對脛後肌的訓練。

3.

右腳掌連同腳踝一起往左內轉，對抗彈力帶的拉力（約1~2秒），再慢慢回到原位（約4~6秒）。

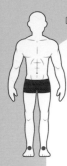

B2 | 外轉穩定訓練

1. 將彈力帶繞過右腳腳掌，兩端用左腳踩穩。

2. 右腳掌連同腳踝一起往右外轉（約1~2秒），對抗彈力帶的阻力，再慢慢回到原位（約4~6秒）。

Check！

特別針對腓骨肌的訓練。

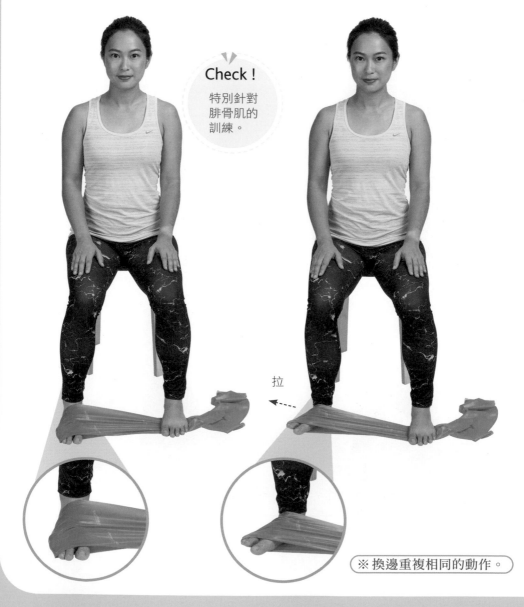

拉

※ 換邊重複相同的動作。

Ⓒ 單腳站立訓練

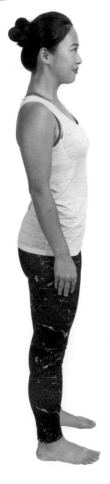

Point
這個訓練要
赤腳進行。

Check！

這個動作會讓站立
腳掌內的肌肉與腳
踝內側的肌肉承受
極大的挑戰，必須
要用力收縮以維持
身體平衡穩定。

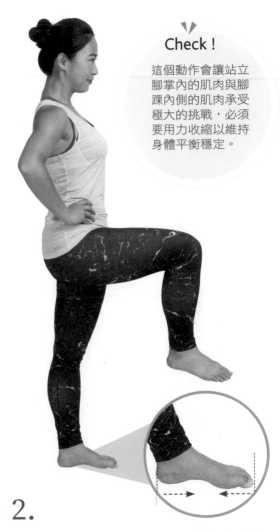

1.

手扶穩桌面或牆壁，單
腳的足弓輕輕拱起，感
覺腳掌長度稍微縮短。

2.

維持左腳足弓輕輕拱起的狀態，慢慢把右腳抬起
來，抬起。過程中，保持左腳足弓拱起，再慢慢
放下回到原位（約4~6秒）。

※ 換邊重複相同的動作。

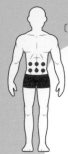

A 彈力帶橫膈呼吸訓練

10次

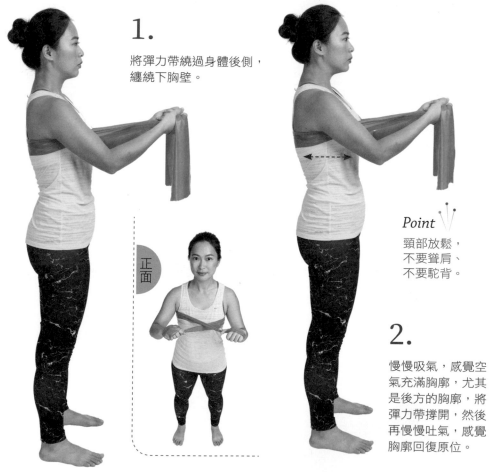

1.

將彈力帶繞過身體後側，纏繞下胸壁。

正面

Point

頸部放鬆，
不要聳肩、
不要駝背。

2.

慢慢吸氣，感覺空氣充滿胸廓，尤其是後方的胸廓，將彈力帶撐開，然後再慢慢吐氣，感覺胸廓回復原位。

Dr. Tu 這樣說

一般人吸氣的壞習慣，就是吸到上胸，只撐開前上方的肋骨，卻漏了胸廓的後方，因此這個訓練的目的，就是要讓大家習慣把氣吸到後下肺部，這樣除了可以提升呼吸換氣的效率，還可以增加胸椎的穩定度。

Ⓑ 四足跪姿超人式

1. 跪姿，雙手雙腳平穩的撐在地板上。彈力帶繞過右腳腳底，兩端分別纏在雙手手掌。

Point

需要身體的核心肌群持續出力，同時也會訓練到對側的肩膀與臀部，也就是背功能線。

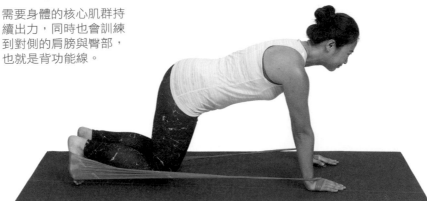

2. 同時抬起左手和右腳，分別往前、往後伸直，再慢慢回到1的起始位置。

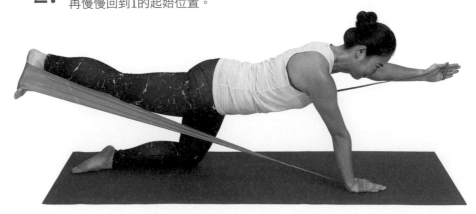

※ 換邊重複相同的動作。

定期「修復」，
就能延長身體的使用期限

我很喜歡講一句話：「有病治病，沒病強身。」這個概念其實就是在這本書裡想要告訴大家的。

隨著健身運動的風氣越來越盛行，又或者因為高齡社會所衍生出越來越多退化性關節炎的問題，一般的伸展與按摩已經不能夠徹底解決一般人的緊繃，以及市民運動員在運動後的痠痛問題了。如同在正文中所提到，一般的靜態伸展，很容易把筋拉得越來越長，導致關節越來越不穩定，但是肌筋膜內的張力還是一樣高、一樣會重複各種痠痛、緊繃的狀況。

因此，我們才需要更能釋放肌筋膜內張力的伸展方式，也就是書中提到的「收縮-放鬆」（PNF）伸展，除了有一般拉筋伸展的優點，但沒有把關節拉到太鬆的缺點之外，還可以確實地降低肌筋膜內的張力。

此外，一般的按摩手法可以放鬆大片的肌肉，針對痛點的局部按壓可以緩解激痛點的疼痛，但如果可以在按壓的同時，加上肌肉自主收縮，那肌肉在加壓點下前後滑動，除了有一般按壓的止痛放鬆效果之外，還可以解開筋膜的沾黏，筋膜才能得到好的血液與水分循環，對於

肌筋膜的健康非常重要。這兩種伸展與按摩的方式，都是現代復健醫學處理肌肉骨骼關節問題很依賴的方法，如果大家可以學起來，除了可以緩解疼痛，還可以保健身體。

在學習了PNF伸展法和肌筋膜按摩鬆解法之後，不要以為這樣就夠了，這只是處理了因為肌力不足而導致的種種肌肉緊繃或者關節錯位的問題，但問題的根本，還是在於「肌力不足」，所以一定要配合肌力訓練，讓肌肉有足夠的能力去保護關節。

書中的肌力訓練，並不是在一般健身房看到、要扛起很重的槓片的訓練，這樣訓練出來的大肌肉並不一定具有保護的效果，真正有保護效果的是「離心收縮肌力」，也就是肌肉可以同時保持延展性和收縮力，這種收縮力才是真正能夠保護肌肉骨骼關節的力量，才能夠預防傷害的發生，才能不讓你的舊傷一再復發、老是在同樣的部位緊繃疼痛。

如果說伸展與按摩是治標，那麼訓練「離心肌肉收縮力」，才是治本之道！雖然說大多數人總是等到疼痛了、不舒服了，才想要解決當下的疼痛，但是只要在PNF伸展法和肌筋膜按摩鬆解法之後，為疼痛的部位多做幾個鍛鍊肌肉收縮力的減速訓練，你一定會漸漸感受到，身體不再動不動就這裡緊繃、那裡卡住，也不再容易受傷或痠痛了！

希望大家都能運動到老、健康到老！

涂俐雯

好健康 019

〔全圖解〕熱身訓練・伸展按摩

給運動族的身體保健指南

從預防傷害到修復保養的零傷處方專書！
國家級復健專科醫生的全民安心運動提案

作者：涂俐雯
動作示範：林念荷
攝影：水草攝影工作室
梳化：蔡芷菀
責任編輯：賴秉薇
封面設計：比比司設計工作室
內文設計、排版：比比司設計工作室

總編輯：林麗文
主編：高佩琳、賴秉薇、蕭歆儀、林宥彤
行銷總監：祝子慧
行銷企劃：林彥伶

出版：幸福文化／遠足文化事業股份有限公司
地址：231新北市新店區民權路108-3號8樓
粉絲團：https://www.facebook.com/happinessbookrep/
電話：（02）2218-1417 傳真：（02）2218-8057

發行：遠足文化事業股份有限公司（讀書共和國出版集團）
地址：231新北市新店區民權路108-2號9樓
電話：（02）2218-1417 傳真：（02）2218-8057
電郵：service@bookrep.com.tw
郵撥帳號：19504465
客服電話：0800-221-029
網址：www.bookrep.com.tw
法律顧問：華洋法律事務所蘇文生律師
印刷：通南印刷有限公司
電話：（02）2221-3532

二版一刷：2024年3月
定價：450元
Printed in Taiwan

國家圖書館出版品預行編目資料

〔熱身訓練・伸展按摩〕給運動族的身體保健指南：從預防
傷害到修復保養的零傷處方專書！國家級復健專科醫生的全
民安心運動提案/涂俐雯著. -- 二版. -- 新北市：幸福文化出
版社出版：遠足文化事業股份有限公司發行, 2024.03
　　面；　公分
ISBN 978-626-7427-22-4（平裝）

1.CST：運動健康 2.CST：疼痛醫學 3.CST：肌筋膜放鬆術

411.711　　　　　　　113002099

23141
新北市新店區民權路 108-3 號 8 樓
遠足文化事業股份有限公司　收

\ 全圖解 ・ 熱身訓練 ・ 伸展按摩 /

給**運動族**的
身體保健指南

〔中西醫雙修復健專科醫師〕 涂俐雯／著

幸福
文化　書 名 給運動族的身體保健指南　書 號 0HDA4019

讀者回函卡

感謝您購買本公司出版的書籍，您的建議就是幸福文化前進的原動力。請撥冗填寫此卡，我們將不定期提供您最新的出版訊息與優惠活動。您的支持與鼓勵，將使我們更加努力製作出更好的作品。

讀者資料
- 姓名：_____ ●性別：□男　□女 ●出生年月日：民國____年____月____日
- E-mail：_____
- 地址：□□□□□ _____
- 電話：_____　手機：_____　傳真：_____
- 職業：　□學生　　　　　□生產、製造　　　□金融、商業　　　□傳播、廣告
　　　　　□軍人、公務　　□教育、文化　　　□旅遊、運輸　　　□醫療、保健
　　　　　□仲介、服務　　□自由、家管　　　□其他

購書資料
1. 您如何購買本書？□一般書店（　　縣市　　　書店）
　　　　　　　　　　□網路書店（　　　　書店）　□量販店　□郵購　□其他
2. 您從何處知道本書？□一般書店　□網路書店（　　　　書店）　□量販店　□報紙□
　　　　　　　　　　廣播　□電視　□朋友推薦　□其他
3. 您購買本書的原因？□喜歡作者　□對內容感興趣　□工作需要　□其他
4. 您對本書的評價：（請填代號 1.非常滿意 2.滿意 3.尚可 4.待改進）
　　　　　　　　　　□定價　□內容　□版面編排　□印刷　□整體評價
5. 您的閱讀習慣：□生活風格　□休閒旅遊　□健康醫療　□美容造型　□兩性
　　　　　　　　　□文史哲　□藝術　□百科　□圖鑑　□其他
6. 您是否願意加入幸福文化Facebook：□是　□否
7. 您最喜歡作者在本書中的哪一個單元：_____
8. 您對本書或本公司的建議：_____

_____

_____

_____

_____

_____

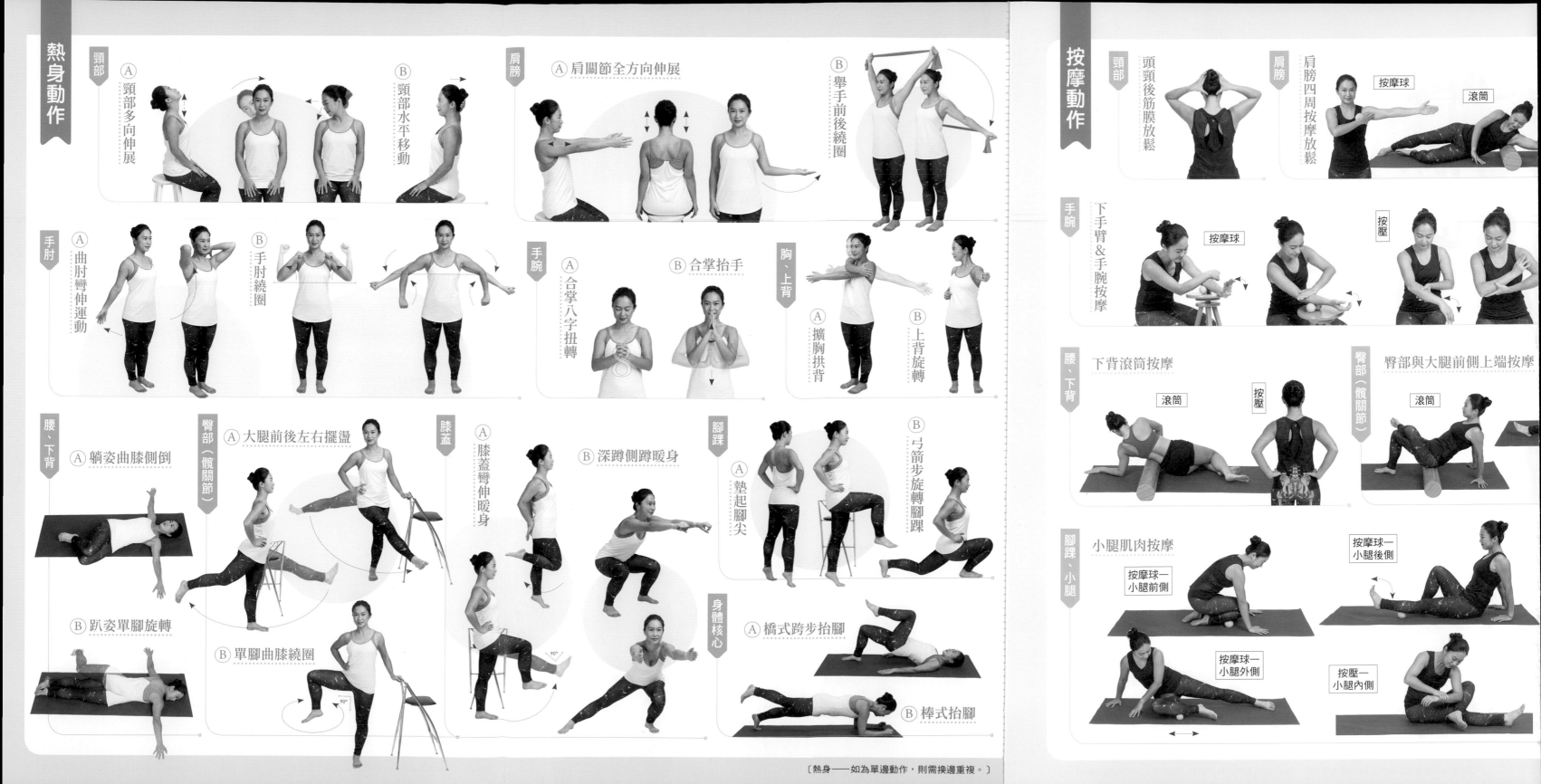

頸部
Ⓐ 頸部多向伸展
Ⓑ 頸部水平移動

肩膀
Ⓐ 肩關節全方向伸展
Ⓑ 舉手前後繞圈

手肘
Ⓐ 曲肘彎伸運動
Ⓑ 手肘繞圈

手腕
Ⓐ 合掌八字扭轉
Ⓑ 合掌抬手

胸、上背
Ⓐ 擴胸拱背
Ⓑ 上背旋轉

腰、下背
Ⓐ 躺姿曲膝側倒
Ⓑ 趴姿單腳旋轉

臀部（髖關節）
Ⓐ 大腿前後左右擺盪
Ⓑ 單腳曲膝繞圈

膝蓋
Ⓐ 膝蓋彎伸暖身
Ⓑ 深蹲側蹲暖身

腳踝
Ⓐ 墊起腳尖
Ⓑ 弓箭步旋轉腳踝

身體核心
Ⓐ 橋式跨步抬腳
Ⓑ 棒式抬腳

〔熱身——如為單邊動作，則需換邊重複。〕

頸部
頭頸後筋膜放鬆

肩膀
肩膀四周按摩放鬆
按摩球
滾筒

手腕
下手臂&手腕按摩
按摩球
按壓

腰、下背
下背滾筒按摩
滾筒
按壓

臀部（髖關節）
臀部與大腿前側上端按摩
滾筒

腳踝、小腿
小腿肌肉按摩
按摩球—小腿前側
按摩球—小腿後側
按摩球—小腿外側
按壓—小腿內側

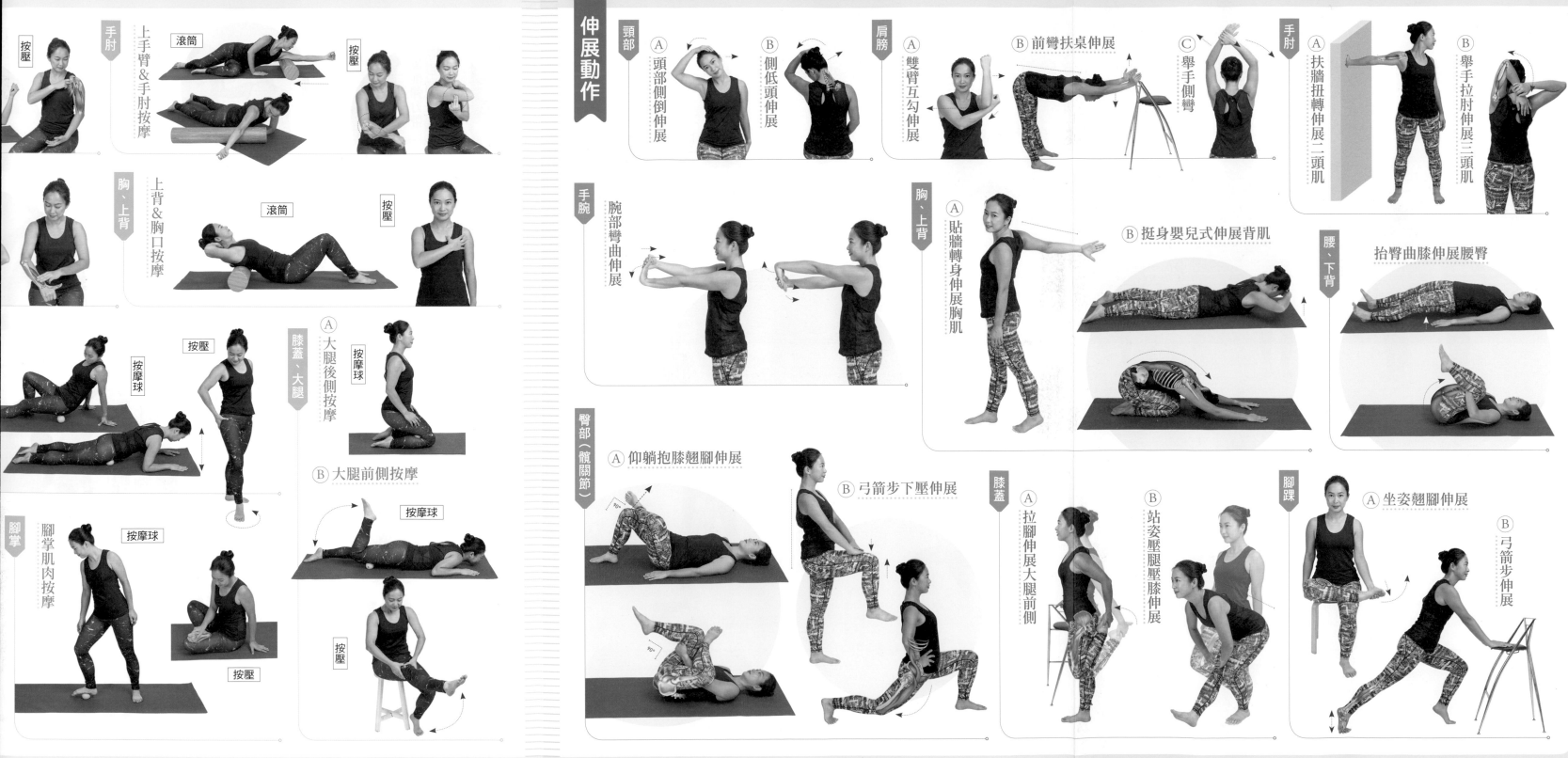

按摩

按壓 — 手肘 — 上手臂&手肘按摩 — 滾筒 — 按壓

胸、上背 — 上背&胸口按摩 — 滾筒 — 按壓

按摩球 — 按壓 — 膝蓋、大腿 — Ⓐ 大腿後側按摩 — 按摩球

Ⓑ 大腿前側按摩

腳掌 — 腳掌肌肉按摩 — 按摩球 — 按摩球 — 按壓 — 按壓

伸展動作

頸部 — Ⓐ 頭部側倒伸展 — Ⓑ 側低頭伸展

肩膀 — Ⓐ 雙臂互勾伸展 — Ⓑ 前彎扶桌伸展 — Ⓒ 舉手側彎

手肘 — Ⓐ 扶牆扭轉伸展二頭肌 — Ⓑ 舉手拉肘伸展三頭肌

手腕 — 腕部彎曲伸展

胸、上背 — Ⓐ 貼牆轉身伸展胸肌 — Ⓑ 挺身嬰兒式伸展背肌

腰、下背 — 抬臀曲膝伸展腰臀

臀部（髖關節）— Ⓐ 仰躺抱膝翹腳伸展 — Ⓑ 弓箭步下壓伸展

膝蓋 — Ⓐ 拉腳伸展大腿前側 — Ⓑ 站姿壓腿壓膝伸展

腳踝 — Ⓐ 坐姿翹腳伸展 — Ⓑ 弓箭步伸展

〔按摩——如為單邊動作，則需換邊重複。〕

〔伸展——如為單邊動作，則需換邊重複。全篇內容為「PNF 伸展」，需要先自主收縮緊繃部位，再反向伸展。〕